Power für die Knochen

Prof. Dr. med. Reiner Bartl

POWER FÜR DIE KNOCHEN

Osteoporose vorbeugen, diagnostizieren, behandeln

Übungsteil von Johanna Fellner

Vorwort von
Dr. med. Marianne Koch

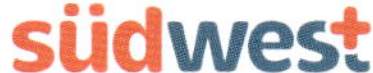

Inhalt

Inhalt

Inhalt

VORWORT

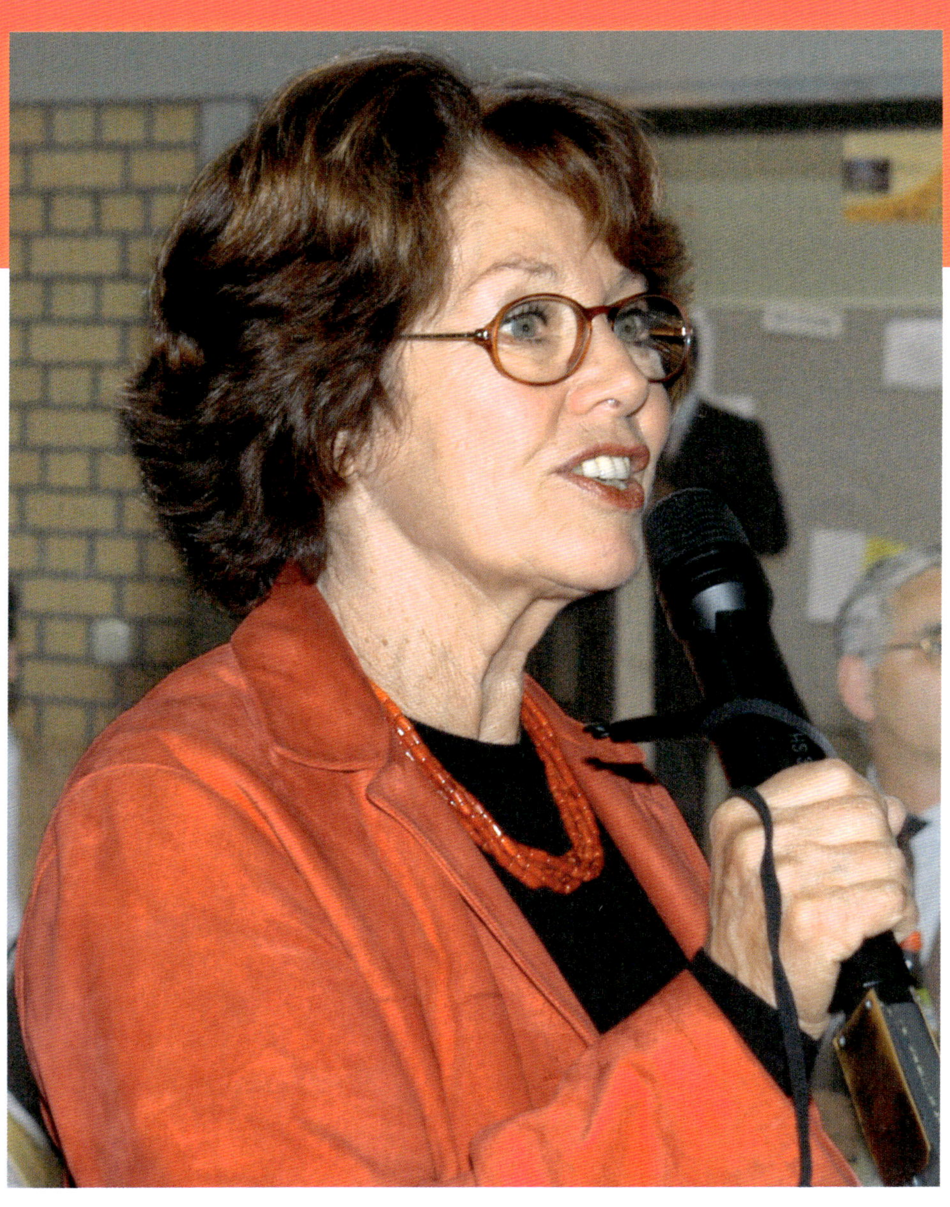

Osteoporose, die Verminderung der Knochenfestigkeit, ist eine der schlimmsten Krankheiten, die vorwiegend – aber nicht nur – ältere Menschen betrifft und die mit starken Schmerzen, mit Gebrechlichkeit und allzu oft mit dem Verlust von Lebensqualität und Pflegebedürftigkeit einhergeht. Tragisch an dieser weitverbreiteten Erkrankung ist die Tatsache, dass man sie gut behandeln und sogar heilen kann, wenn sie rechtzeitig erkannt wird – vor allem aber, dass man sie verhindern kann.
Der Autor dieses Buches, Prof. Reiner Bartl, mein Lehrer und Freund, Chef des Osteoporosezentrums in München, ist ein bekannter Experte auf dem Gebiet der Knochengesundheit. Er ist ein Kenner und Könner, wenn es darum geht, Menschen mit Osteoporose zu helfen. Er ist aber auch ein großartiger Erklärer dieser komplexen Materie.
Was dieses Buch so spannend macht, ist zum einen die Art und Weise, wie er unser Skelett beschreibt: als lebenslange Baustelle, auf der ständig Millionen von Zellen den Knochen abbauen, durch neuen ersetzen und dann wieder mit Kalzium aushärten. Er beschreibt aber auch, was wir tun können – und müssen –, um diesen Auf- und Abbau ein Leben lang durch richtige Ernährung und konsequente körperliche Aktivität erfolgreich zu gestalten. Besonders hat mir gefallen, dass er seine Patienten – und Leser – einbezieht in seine Erklärungen und ihnen als Partner und Mitstreiter Mut macht; auch denen, die bereits unter einer verminderten Knochendichte leiden oder womöglich bereits einen Bruch in ihrer Wirbelsäule oder ihrer Hüfte erlitten haben. Dieser Optimismus, die Zugewandtheit zum Patienten und das große Fachwissen ergeben ein Buch, das ungewöhnlich ist in der Reihe der medizinischen Ratgeber. Als Dreingabe erhalten wir Leser auch noch Trainingsprogramme für jedes Alter, Rezepte für knochenfördernde Ernährung und viele Tipps, die man mit seinen Ärzten diskutieren kann.
Es erwartet Sie also eine Entdeckungsreise in eine faszinierende Welt der Zellen, der Botenstoffe und der erstaunlichen Architektur unseres Skeletts. Ein Abenteuer?
Ja, ganz sicher. Eines, das Sie noch lange beschäftigen wird.

Mit allen guten Wünschen!
Dr. Marianne Koch

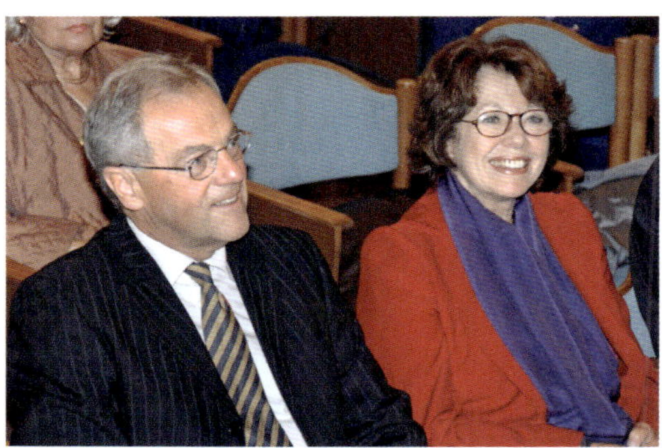

Frau Dr. Marianne Koch und Prof. Reiner Bartl beim Weltosteoporosetag 2008 in der großen Aula der Ludwig-Maximilians-Universität München

UNSER ANLIEGEN – BLEIBEN SIE MOBIL, EIN LEBEN LANG

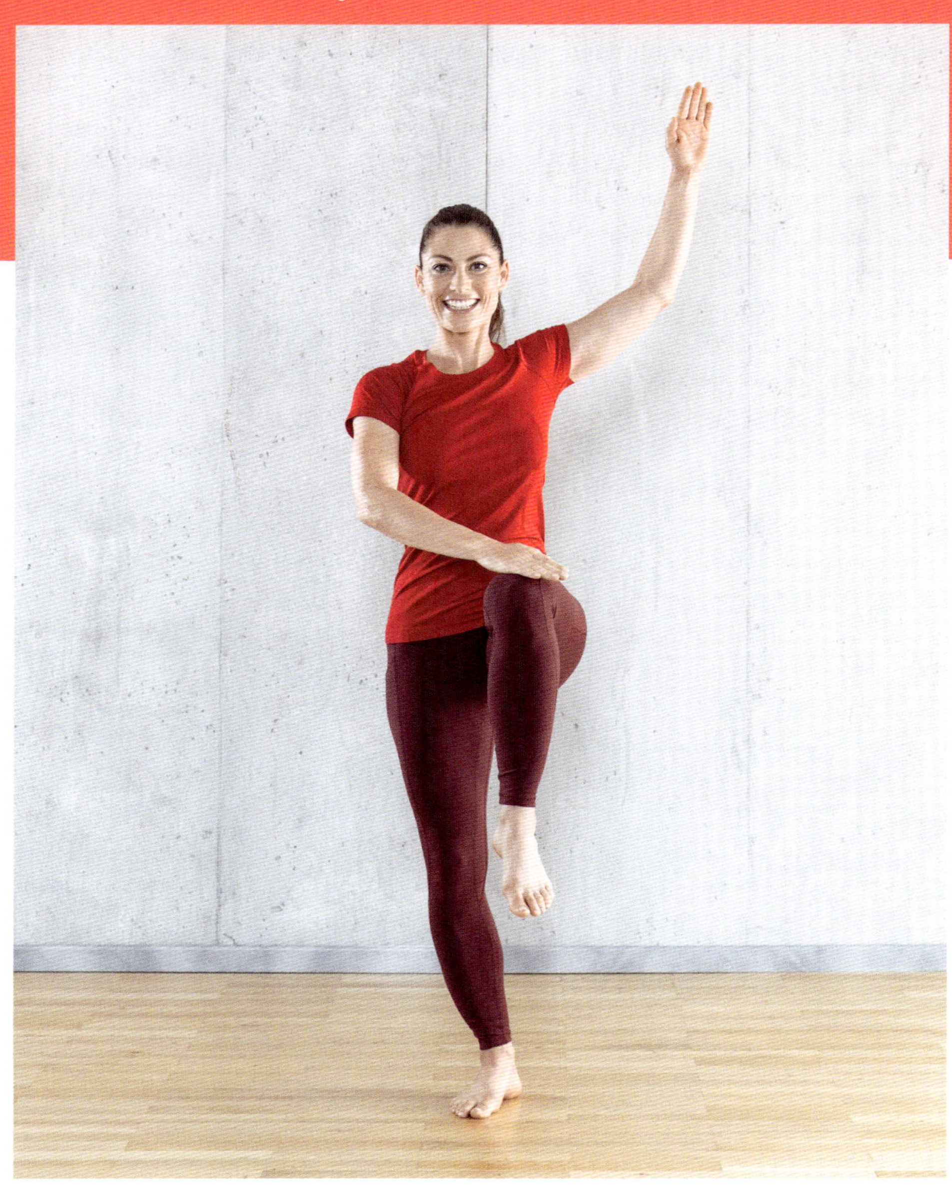

Unsere Knochen – unsichtbar und fundamental wichtig

Das menschliche Skelett ist ein hoch spezialisierter Teil unseres Bindegewebes und zeichnet sich durch ein kompliziertes Zusammenspiel von etwa 220 form- und funktionsgerechten Einzelknochen aus. Andere Teile des Bindegewebes wie Haut, Zähne und Haare sind im Gegensatz zu unserem Skelett gut sichtbar und werden von den Mitmenschen als Merkmal von Schönheit, Jugendlichkeit, Dynamik, ja sogar als Zeichen erotischer Attraktion wahrgenommen und interpretiert. Ganze Industriezweige – von der Kosmetikindustrie über die Pharmaindustrie bis zur »Schönheitschirurgie« – versprechen vor allem den Frauen mit teuren Produkten (zum Beispiel Kollagen, Hyaluronsäure) und operativen Methoden schöne, glatte, faltenfreie Haut, straffe Brüste, jugendliche Figur, volles Haar, lange Wimpern, weiße Zähne und gesundes Zahnfleisch als Ausdruck anhaltender und perfekter Schönheit. Inzwischen werden auch die Männer mit teuren Versprechungen umworben, in ihr sportliches Erscheinungsbild und ihre erotische Attraktivität zu investieren.

Unser Skelett dagegen ist unsichtbar in den Tiefen des Körpers versteckt und seine Existenz kann allenfalls getastet werden. Das klaglose Funktionieren der Knochen ist für uns in der Regel eine Selbstverständlichkeit. Mit ihrer Pflege kann daher in der Schönheitsindustrie

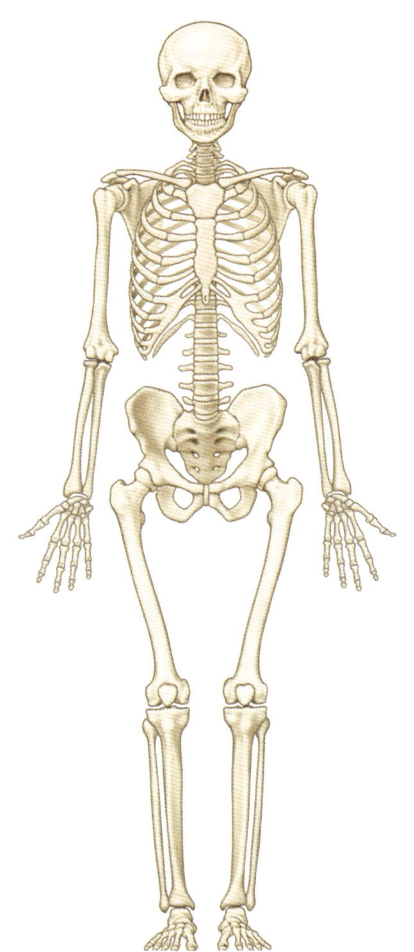

Das menschliche Skelett – ein Meisterstück der Architektur und Garant für unsere Mobilität sowie gleichzeitig Heimat unseres Blut- und Immunsystems. Es umfasst etwa 220 individuelle Knochen, jeder speziell geformt und ständig erneuert und angepasst. Es wiegt ungefähr 10 Kilogramm, beträgt 15 Prozent des Körpergewichts und wird im Leben etwa fünf Mal vollständig umgebaut.

wenig verdient werden. Und doch sind von der Gesundheit unseres Skeletts Körpergröße, Gang, Bewegung und vor allem unsere Körpergestalt abhängig. Denken wir nur an die Verunstaltung, Gebrechen und Behinderung durch einen »Witwenbuckel«, eine Folge multipler Wirbelbrüche. Oder an Hüftfrakturen mit ihren teils drastischen Folgen für unsere Gesundheit. Was nützen uns von der Industrie versprochene Schönheitssignale der Haut, Haare und Zähne, wenn uns Knochenbrüche und Knochenschmerz Mobilität und Lebensqualität rauben? Wir tun also gut daran, auch an die Gesundheit unseres Skeletts zu denken und darein zu investieren. Gesunde, »trainierte« und stabile Knochen danken es uns mit Mobilität – bis ins hohe Alter.

Osteoporose – ein stiller Dieb mit verheerenden Folgen

Osteoporose, auch als Knochenschwund bezeichnet, ist heute neben Diabetes mellitus (Zuckerkrankheit), Bluthochdruck und Herzinfarkt ein weltweites Gesundheitsproblem, eine echte »Volkskrankheit«. Die Patienten haben einen dünnen Knochen und leiden an Brüchen (Frakturen). Frauen sind mit 80 Prozent besonders betroffen, aber auch Männer erkranken immer häufiger. Osteoporose hat keine Frühwarnsymptome und bis vor Kurzem wurde sie erst mit Auftreten des ersten Knochenbruchs diagnostiziert – sozusagen ein stiller Dieb, der »auf leisen Sohlen« daherkommt und über viele Jahre unerkannt bleibt, bis Knochenbrüche aus geringsten Anlässen ihn schließlich verraten. Knochenbrüche führen in einen Kreis von chronischen Schmerzen, Verunstaltungen, Wut, Depression, Immobilität bis hin zur sozialen Vereinsamung. Welcher junge Mensch denkt schon daran, vielleicht später an Osteoporose zu erkranken? Junge Menschen sind oft der Meinung, Osteoporose beträfe nur alte Frauen. »Warum soll ich Osteoporose bekommen? Ich habe doch noch nie im Leben Probleme mit meinen Knochen gehabt.« Und das ist genau das Problem. Osteoporose hat ihren Ursprung häufig schon in der Kindheit. Die Knochenmasse in jungen Jahren ist ein wertvolles Kapital, das es über alle Lebensabschnitte hin klug zu verwalten gilt.

Eine teure Volkskrankheit

Man schätzt, dass ungefähr 40 Prozent aller Frauen einmal in ihrem Leben einen durch Knochenschwund bedingten Knochenbruch erleiden. Weltweit verursacht Osteoporose etwa zwei Millionen Oberschenkelbrüche jährlich. Wenn wir 10 000 bis 25 000 Euro pro Operation und Rehabilitation in Deutschland berechnen, so werden uns die immensen Kosten dieser Erkrankung für die Gesellschaft bewusst: etwa fünf Milliarden Euro jährlich. Viele Betroffene sind später pflegebedürftig. Osteoporosebedingte Knochenbrüche sind aber auch lebensbedrohlich: Fast ein Viertel aller älteren Patienten mit Oberschenkelbruch stirbt innerhalb eines Jahres nach dem Bruch.

Osteoporose – heute einfach und gut behandelbar, sogar heilbar

In den letzten Jahren haben moderne diagnostische Methoden und neue Medikamente diese Erkrankung aus ihrem stiefmütterlichen Dasein herausgerissen und neue Hoffnungen geweckt:

- Besseres Verständnis des Knochenumbaus
- Zuverlässige Methoden zur Messung der Knochendichte
- Erkennen der Risikofaktoren für den Knochenschwund
- Frühzeitige Maßnahmen zur Verhütung der Osteoporose
- Einführung neuer, effektiver Medikamente
- Allgemeingültige ärztliche Leitlinien zu Diagnose und Therapie

Die Diagnose »Osteoporose« wird heute mittels einer einfachen, preisgünstigen, standardisierten und extrem strahlungsarmen Messmethode (DXA-Methode) an der Lendenwirbelsäule und Hüfte gestellt. Die Anamnese und körperliche Untersuchung ergänzen die Untersuchung. Ein Röntgenbild, CT oder MRT der Wirbelsäule sowie eine Blutuntersuchung können in besonderen Fällen hilfreich sein und die Diagnose klären. Daraus ergibt sich die Indikation zur medikamentösen Therapie, die sofort danach mittels einer Jahresinfusion oder einer halbjährlichen Spritze unter die Haut begonnen werden kann. Osteoporose ist heute »so überflüssig wie ein Kropf«.

Mit Schwung gegen Osteoporose

Osteoporose zu verhindern und zu besiegen, hängt von zwei Umständen ab:

- Die Gesellschaft muss darüber aufgeklärt werden, wie wichtig der Aufbau einer »maximalen Knochenmasse« noch weit vor der Menopause (Ende der Regelblutung in den Wechseljahren) ist – im Idealfall im Jugendalter. Körperliche Aktivität, gesunder Lebensstil und kalziumreiche Kost sind die Basis für gesunde Knochen.
- Das Gesundheitssystem akzeptiert die Notwendigkeit, Personen mit Osteoporoserisiko frühzeitig zu erkennen und sie für ein Vorsorgeprogramm zu gewinnen. Dies ist

eine wesentlich preiswertere Strategie, als für die enormen Folgekosten der Osteoporose aufzukommen. Angesichts der Zunahme älterer Menschen in unserer Gesellschaft ist dies eine der dringlichsten Aufgaben im Bereich Gesundheit.

Und noch ein Umstand macht uns Mut, an dieses ehrgeizige Ziel zu glauben. Mit der Einführung neuartiger Medikamente können wir bei allen Patienten und Risikogruppen den krankhaften Knochenabbau stoppen, die Knochenmasse erhöhen und das Knochenbruchrisiko senken. Osteoporose ist heute heilbar – vorausgesetzt, dass es noch nicht zu einer schweren, irreparablen Zerstörung des Skeletts mit zahlreichen Knochenbrüchen gekommen ist. Untrainierte Muskulatur, schlaffes Bindegewebe und Wirbeleinbrüche führen über Jahrzehnte zu Verunstaltungen bis hin zum Rundrücken, auch »Witwenbuckel« genannt. Diese Skelettveränderung ist nicht nur ein ästhetisches, sondern auch ein massives gesundheitliches Problem, da vor allem die Atmung und Lungenbelüftung stark beeinträchtigt werden.

Mit unserem Powerprogramm geben wir der Osteoporose keine Chance: Bewegung, Ernährung, Lebensstil, Medikamente – und Fröhlichkeit!

Osteoporose mit all den Verunstaltungen und Beeinträchtigungen muss aber nicht sein! Doch um Osteoporose tatsächlich zu heilen – oder noch besser zu vermeiden –, ist es notwendig, sofort, konsequent und mit Elan damit anzufangen, unsere Muskeln und unser Skelett zu benutzen und zu trainieren. Nehmen wir uns den Aufwand für die Schönheitspflege unserer Haut, Zähne und Haare zum Vorbild. Wirkliche Schönheit unseres Körpers beinhaltet auch trainierte Muskeln und stabile Knochen.

Ihre
Johanna Fellner und Prof. Dr. med. Reiner Bartl

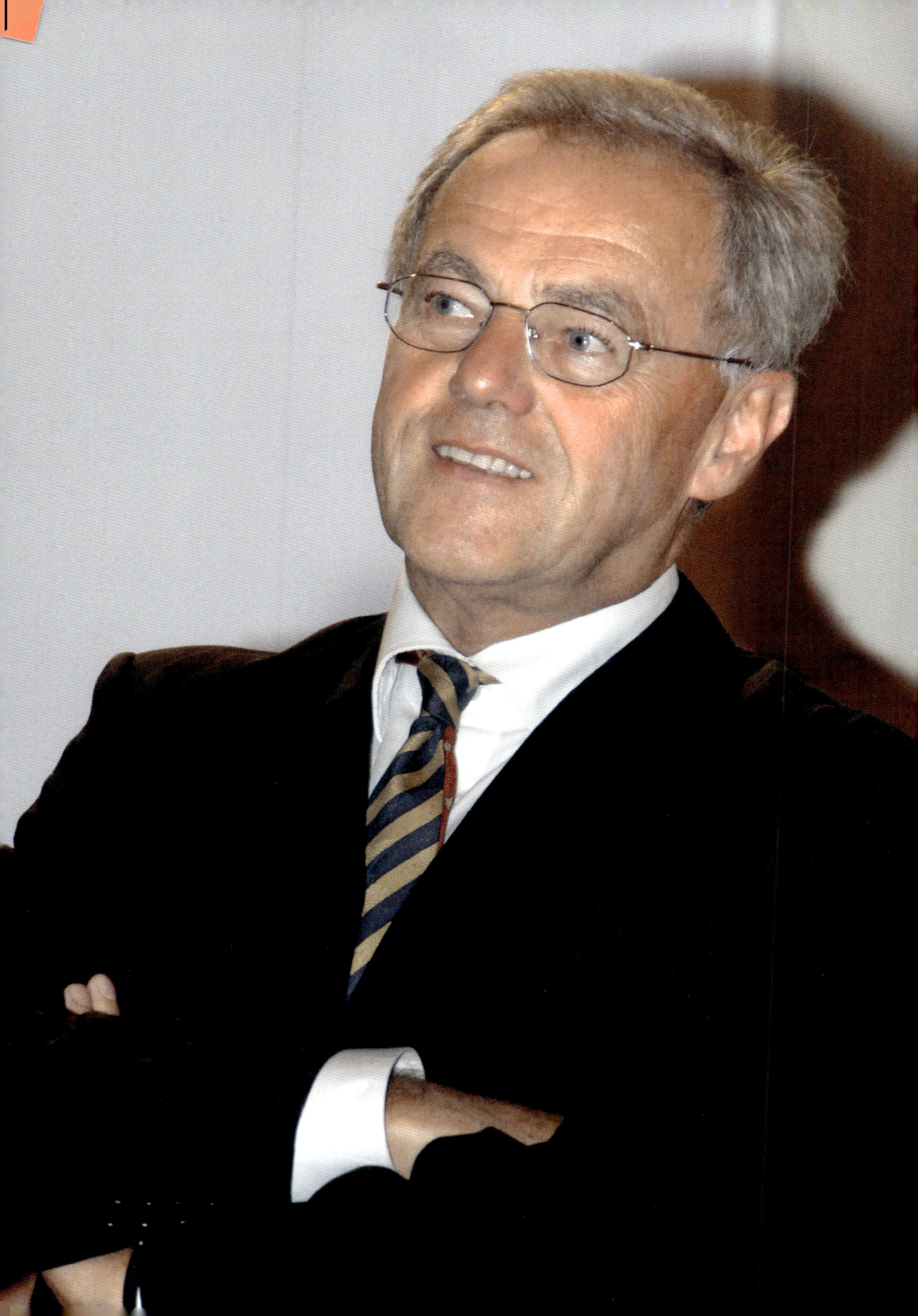

UNSERE KNOCHEN – GARANT FÜR EIN MOBILES LEBEN

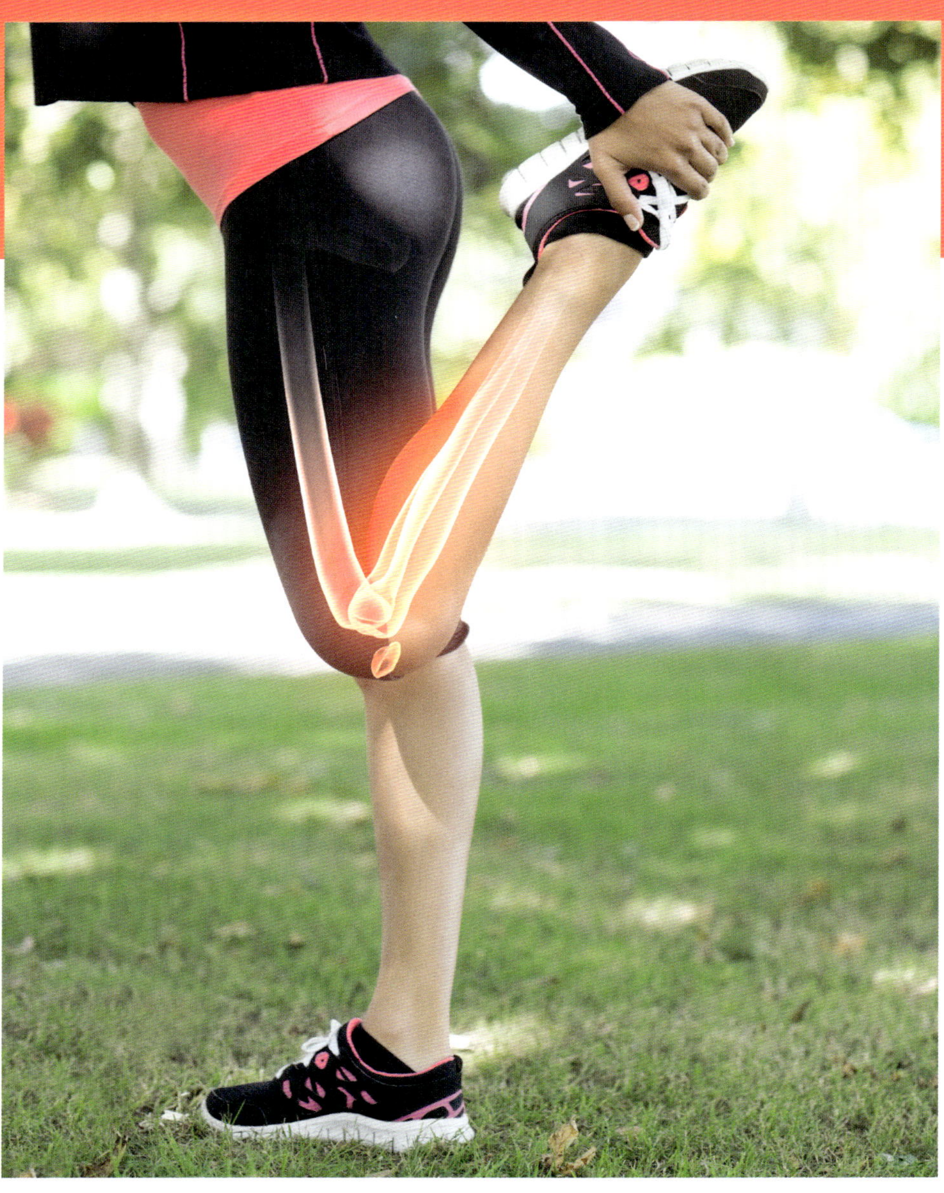

Die Knochen – mit vielen Aufgaben betraut

Neben der Stütz-, Fortbewegungs- und Schutzfunktion haben Knochen noch eine wesentliche Aufgabe: Sie sind die größte Mineralbank des Körpers, 99 Prozent des Kalziums, 85 Prozent des Phosphats und 60 Prozent des Magnesiums sind dort gespeichert. Viele lebenswichtige Funktionen wie Herzschlag, Nervenfunktion, Blutgerinnung und Enzymaktivierung hängen von einem exakt eingehaltenen Kalziumwert im Blut ab. Sinkt dieser Kalziumwert im Blut ab, laufen zahlreiche Regulationsprozesse an, um das lebensnotwendige Kalzium umgehend aus den Knochen zu lösen und in das Blut zu verlagern. Umgekehrt werden Kalzium, Phosphat und Magnesium auf Abruf in den Knochen gespeichert. Auf diese Weise werden täglich mehr als 400 Milligramm Kalzium aus den Knochen herausgelöst und pro Jahr 20 Prozent der Knochen abgebaut. Umgekehrt wird die Knochenbilanz durch einbauende Prozesse genau ausgeglichen. Das bedeutet, dass unser Skelett drei- bis viermal in unserem Leben vollkommen erneuert wird. Wird diese Bilanz aber über viele Jahre nicht exakt eingehalten, so haben wir eine negative Kalziumbilanz, die schließlich in ausgedünnten, brüchigen, porösen Knochen, der sogenannten Osteoporose, enden muss.

Das Knochengewebe ist mit dem Knochenmark (blutbildenden System) viel enger verknüpft als bisher angenommen. Beide Funktionssysteme – Blutbildung und Skelett – haben eine gemeinsame Hülle, gemeinsame Vorläuferzellen (Stammzellen) und ein gemeinsames hoch spezialisiertes Gefäßsystem mit einer hohen Durchblutung. Auch das Immunsystem ist Bestandteil des Knochenmarks und überwacht unsere Knochen.

Ein architektonisches Meisterwerk

Die Architektur des Knochens ist vorgegeben durch zwei Eigenschaften: Sie muss widerstandsfähig und elastisch sein. So hat beispielsweise die Hüfte eine Belastung von mehr als 250 Kilogramm Gewicht, also eine Vierteltonne, zu »verkraften«; zudem muss sie aber auch kurze, harte Schläge und Verwindungen, wie zum Beispiel beim Springen und Skifahren, elastisch abfedern und überstehen können. Dies realisiert der Knochen durch eine spezielle Mischung der Baumaterialien, die wir im Bauwesen als Prinzip der Spannbetonbauweise kennen: die »Zwei-Phasen-Komponente«. So besteht der Knochen aus einem elastischen Knochenmaterial, in dem Kollagenmoleküle wie Seile lamellenförmig angeordnet sind. Dazwischen werden Kalzium und Phosphat in kristalliner Form, vergleichbar mit Beton bei der Spannbetonbauweise, eingelagert und

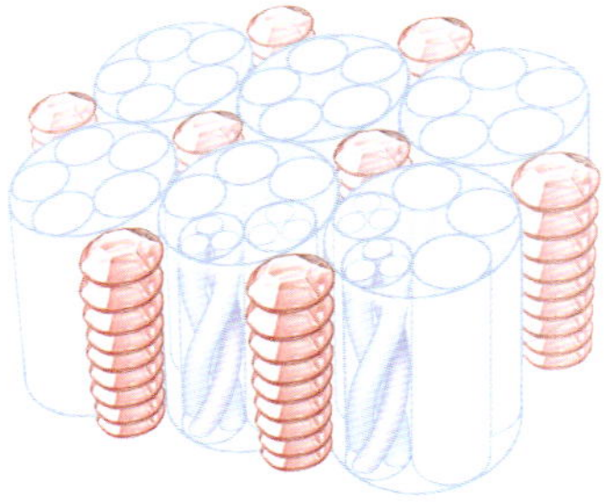

Mikroskopischer Aufbau des Knochengewebes: Parallele Anordnung der Kollagenseile (blau) mit Einlagerung von Kalzium-Phosphat-Kristallen (rot) zwischen den Kollagenbündeln. Die Kollagenseile sind verantwortlich für Zugfestigkeit und Elastizität, die Mineralkristalle in den Zwischenräumen für Härte, Druckfestigkeit und Rigidität.

verfestigt. Verschiedene Spurenelemente und Riesenmoleküle (»Mukopolysaccharide«) dienen als Leim, der die Proteinseile mit den Mineralkristallen verbindet. Das Kollagen ist für die Elastizität, die kristallinen Mineralien für die Festigkeit und Steifheit des Knochens zuständig. Die richtige Mischung und Reifung der Baukomponenten sind ein komplexes Geheimnis, das viele andere Mineralien, Vitamine, Hormone und Enzyme umfasst und das wir bis heute nur teilweise verstehen.

Der kortikale Knochen

Von außen sieht man dem Knochengerüst seine geniale Architektur nicht an, erst im Röntgenbild kann man die beiden Bauprinzipien erkennen. Manche Knochen sind hohl und gleichen einer Röhre, etwa der Oberschenkel- und der Oberarmknochen. Dieser Typ der Knochenstruktur wird auch als »kortikaler« oder »kompakter« Knochen bezeichnet, da er aus einer kompakten äußeren Rinde besteht. Die moderne Architektur setzt dieses Bauprinzip beispielsweise beim Bau von Fernsehtürmen ein. Ein Rohr ist viel belastbarer als ein massiver Stab.

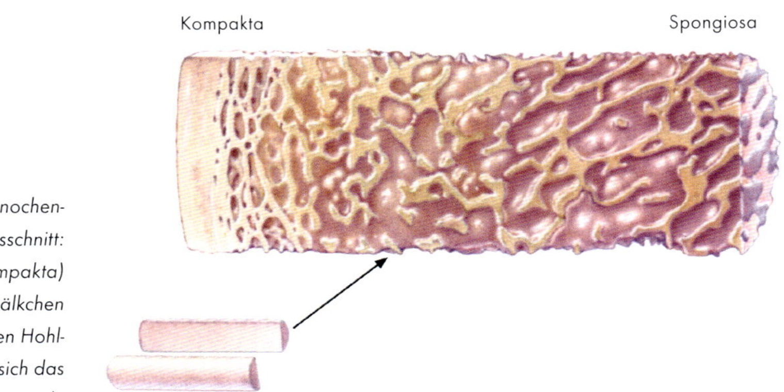

Aufbau des Knochengewebes im Längsschnitt: Knochenrinde (Kompakta) und Knochenbälkchen (Spongiosa). In den Hohlräumen befindet sich das Knochenmark.

Der spongiöse Knochen

Einen anderen Aufbau finden wir in den Wirbelkörpern, dem Becken, der Ferse und dem Oberschenkelhals. Diese Knochen sind nicht hohl, sondern wie ein von fester Hülle umgebener Schwamm (Spongiosa) konstruiert. Wir kennen diese Bauweise im Kran- und Brückenbau, bei denen die Belastung des Hauptträgers durch abstützendes, filigranes Fachwerk abgefangen wird. Auf den ersten Blick wirken die Knochenbälkchen ungeordnet, bei genauer Betrachtung erweisen sie sich jedoch als architektonisches Meisterwerk mit exakter Anpassung an die Belastungslinien (»Trajektionslinien«). Je dichter die Verknüpfungspunkte (Knoten) der Bälkchen ausgebildet sind, desto belastbarer ist der jeweilige Knochen.

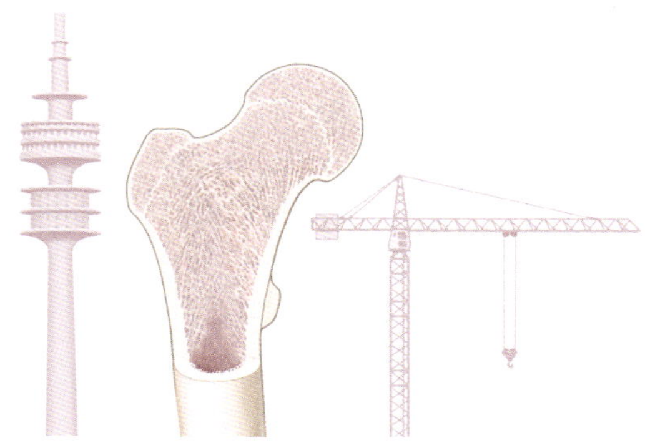

Die beiden Bauprinzipien des Femurs sorgen für eine maximale Belastbarkeit – wie die Röhrenbauweise des Fernsehturms und die Fachwerkkonstruktion des Krans.

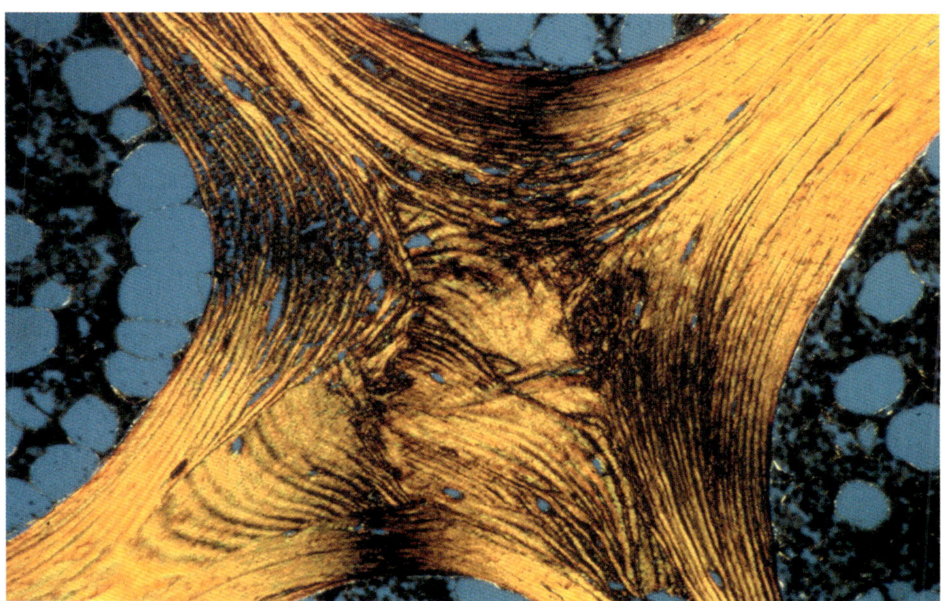

»Knotenpunkt« mit Verbindung von vier Knochenbälkchen. Die Dichte der »Knoten« und die Lamellierung der Knochenbälkchen korrelieren mit der hohen Belastbarkeit der Knochen.

Ausgewogen und stabil

Die Belastbarkeit des Knochens hängt also nicht so sehr von der Knochendichte, sondern vielmehr von der ausgewogenen Knochenarchitektur ab. Etwa 80 Prozent unserer Knochen sind kortikal und nur 20 Prozent spongiös. Der kompakte, kortikale Knochen ist sehr dicht, bis zu 90 Prozent verkalkt (kalzifiziert) und hat ein sehr niedriges Oberflächen-Volumen-Verhältnis und unterliegt einem sehr langsamen Umbau. Der spongiöse Knochen dagegen hat durch die feingliedrige Anordnung eine viel größere Oberfläche und ist daher einem wesentlich schnelleren Umbau ausgesetzt. Der Knochenschwund (Osteoporose) äußert sich deshalb zuerst an Knochen mit hohem Anteil an Knochenbälkchen und bedeutet häufig Brüche von Wirbelkörper, Handgelenk, Rippe und Oberschenkelhals.

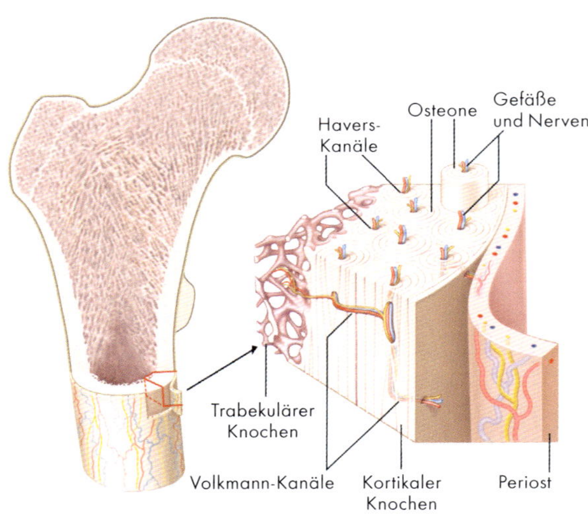

Anatomie des Knochens mit Versorgung durch Gefäße und Nerven über die Außenhaut (Periost). Die zahlreichen längs und quer verlaufenden Kanäle in der Knochenrinde (Havers- und Volkmann-Kanäle) dienen der Versorgung des dynamischen Knochengewebes mit Sauerstoff, Botenstoffen, Vitaminen und Baumaterialien.

Eine ständige Baustelle

Der Knochen ist nicht leblos, er ist vielmehr ein lebendiges Organ mit hoher Durchblutung und Stoffwechselaktivität. Bei der Geburt sind nur wenige Knochenteile fertig angelegt und werden erst nach und nach aus Knorpel zum festen, in Lamellen angelegten Knochen umgebaut. Das Knochenwachstum, im Englischen auch »modelling« genannt, ist erst zur Pubertät mit der Verknöcherung der Wachstumsfugen abgeschlossen: Die endgültige Körpergröße ist erreicht. Das bedeutet jedoch nicht, dass sich ab diesem Zeitpunkt am Knochen nichts mehr tut. Er wird vielmehr ständig umgebaut und den wechselnden Bedürfnissen beziehungsweise Einflüssen von Umwelt und Muskelkraft angepasst. Hinzu kommt, dass die alternde Knochensubstanz durch Mineralverlust und Kollagenalterung an Festigkeit und Elastizität verliert – der Knochen bricht leichter. Der Körper tauscht daher in regelmäßigen Abständen die gesamte Knochensubstanz aus. Diese Fähigkeit des Materialaustauschs (»remodelling«) dient jedoch nicht allein der Gesamterneuerung, sondern auch der Reparatur eines gebrochenen, verletzten Knochens. Dabei geht es nicht nur um die Reparatur oder Heilung von Brüchen ganzer Knochen, sondern auch um Tausende mikroskopisch kleiner Brüche der Knochenbälkchen (»Mikrofrakturen«), die neben der Knochendichte das Knochenbruchrisiko bestimmen.

Bautrupp im Dauereinsatz

Um diese ständigen Reparaturen und Anpassungen zu bewältigen, bedient sich das Knochengewebe spezialisierter Zellsysteme: Osteoklasten bauen alte, schwache Knochen in nur wenigen Tagen ab, während Osteoblasten langsam über viele Wochen neue Knochen wieder aufbauen. Für diesen Umbauprozess steht die unglaubliche Zahl von fünf Millionen Baueinheiten (»bone remodelling units«) bereit, die vergleichbar sind mit den Bautrupps der Straßenreparatur: Beschädigter Belag wird abgetragen und mit neuem Asphalt wieder aufgefüllt. Diese Selbstreparatur des Knochens ist von entscheidender Bedeutung für die Entstehung der Osteoporose. Knochenschwund entsteht, wenn über die Jahre schleichend mehr Knochen abgebaut als erneuert wird. Wissenschaftler haben errechnet, dass bei der Entstehung der Osteoporose etwa 30 Teile Knochen abgebaut und nur 29 Teile wieder ersetzt werden. Der Knochenschwund hat also vor allem mit der Anzahl aktivierter Umbaueinheiten zu tun.

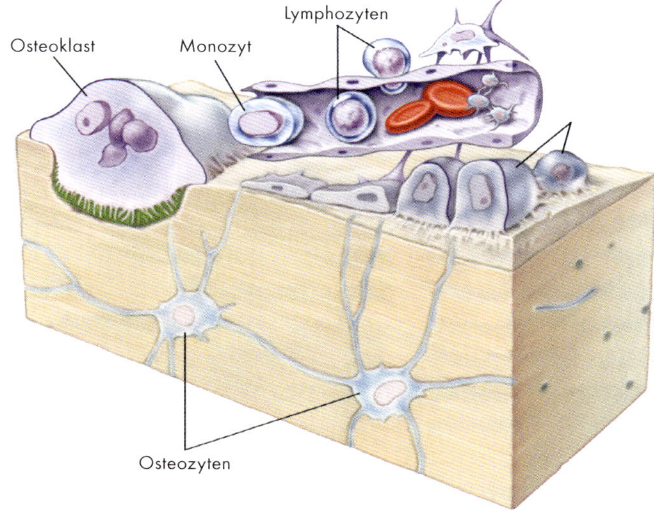

Darstellung einer Knochenumbau-Einheit, bestehend aus knochenabbauenden Zellen (Osteoklasten), knochenanbauenden Zellen (Osteoblasten) und knochenernährenden und -regulierenden Zellen (Osteozyten)

Die Anpassung der Knochenmasse

Der Knochenumbau ist sehr komplex und bisher nur zum Teil erforscht. Sein Ziel ist die exakte Anpassung der Knochenmasse an die Muskelaktivität und Belastung – nicht ein Gramm Knochenmasse zu viel wird akzeptiert. Je mehr Muskelmasse wir aufbauen und je mehr Körpergewicht unser Skelett belastet, desto mehr nimmt die Knochenmasse zu. Die dafür zuständigen Zellsysteme des Knochengewebes werden einerseits von Hormonen, andererseits von Vitaminen, lokalen Gewebefaktoren (Zytokinen) und mechanischen Reizen gesteuert.

Prinzip der »maximalen Knochenmasse«

Alle Körperteile altern – das Skelett ist keine Ausnahme. Von der Geburt bis zum jungen Erwachsenen nimmt die Knochenmasse ständig zu; im Alter zwischen 25 und 30 erreichen wir unsere maximale Knochendichte (»peak bone mass«).
Dieser Wert wird vor allem von vier Faktoren bestimmt:

- Genetik,
- Hormone,
- Bewegung und
- Ernährung.

Spätestens nach dem 30. Lebensjahr verlieren wir mehr Knochenmasse, als wir produzieren. Durchschnittlich kommt es zu 1 Prozent Knochenverlust pro Jahr, unabhängig vom Geschlecht. Dabei wird bevorzugt der spongiöse Knochen abgebaut, der eine höhere Knochenoberfläche aufweist und damit anfälliger für die im Alter zunehmend aggressiver werdenden knochenabbauenden Zellen ist. Umgekehrt verlangsamen sich die knochenanbauenden Prozesse mit zunehmendem Alter, sodass weniger neuer Knochen produziert wird. Die beschriebenen »Bautrupps« nehmen im Alter an Zahl und Aktivität ab, aber auch die »Zulieferer« werden träger: Im höheren Alter

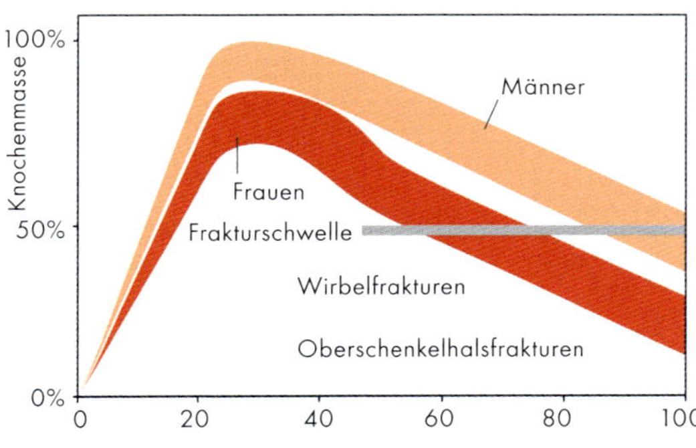

Altersabhängiger Verlauf der Knochenmasse bei Frauen und Männern mit normalem Knochenstatus. Im Alter von 25 bis 30 Jahren erreichen wir die maximale Knochendichte (»peak bone mass«).

werden weniger Kalzium und Vitamin D aus dem Darm resorbiert, die Haut produziert weniger Vitamin D und die Nieren verlieren vermehrt Kalzium. Die Folge ist, dass die Nebenschilddrüse vermehrt ein Hormon ausschüttet, um das lebensnotwendige Kalzium aus dem Kalziumspeicher Knochen zu mobilisieren – auf Kosten der Knochenstabilität. Für diesen Schwund liegen in der Regel keine äußeren Ereignisse oder plausiblen Erklärungen vor; offensichtlich ist er genetisch vorprogrammiert.
So steigt bei einer Frau der Verlust an Knochen nach der Menopause mit Abfall des Östrogenspiegels rapide bis auf 4 Prozent pro Jahr. Das bedeutet, dass eine Frau von ihrem 40. bis zum 70. Lebensjahr im Durchschnitt etwa 40 Prozent ihrer Knochenmasse verliert, ein Mann hingegen verliert im gleichen Zeitraum nur etwa 20 Prozent. Da der Mann in jungen Jahren zudem stärkere Knochen als die Frau aufweist, ist sein Knochenschwund im Alter bei Weitem nicht so dramatisch. Für Frauen aber wurde errechnet, dass 75 Prozent der Wirbelkörperbrüche und 50 Prozent der Oberschenkelbrüche aus dem hohen Knochenschwund nach der Menopause resultieren.

Ungesunde Lebensweise in jungen Jahren

Der Grundstock für spätere Knochenleiden wird häufig bereits in der Jugend gelegt, wenn nämlich durch falsche Ernährung, mangelnde Bewegung oder Rauchen die optimale Knochendichte nicht erreicht wird. Die Vorbeugung der Osteoporose beginnt also schon in der Kindheit mit der Erziehung zu einer knochenfreundlichen Lebensweise. Eltern wie auch schulische Institutionen sind für die richtige Ernährung und für ausreichende sportliche Aktivitäten verantwortlich. Und diese Verantwortung wiegt schwer, denn die maximale Knochendichte, die wir als junge Erwachsene erreichen, ist vergleichbar mit einem Kapital, das wir bis ins hohe Alter klug und sparsam ausgeben beziehungsweise anlegen sollten – auch wenn heute sogar die Möglichkeit besteht, dieses »Kapital an Knochen« im Alter wieder zu vermehren. Das ist allerdings keinesfalls ein Grund, in jugendlichem Leichtsinn seine Knochenstabilität aufs Spiel zu setzen. Gerade bei unserem Skelett sind ein frühes Knochenbewusstsein und eine aktive Vorsorge von zunehmender Bedeutung, um den altersbedingten vorprogrammierten Knochenschwund zu vermeiden beziehungsweise hinauszuzögern. Daher gilt gerade für junge Menschen der Satz »Jeder ist seines Skelettes Schmied«.

Unser Skelett – tief versteckt im Inneren des Körpers – ist ein Seismograf, der auf alle Veränderungen im Körper reagiert und daher unserer besonderen Aufmerksamkeit und Pflege bedarf.

KRANKHEIT OSTEOPOROSE – IMMER NOCH UNTERSCHÄTZT

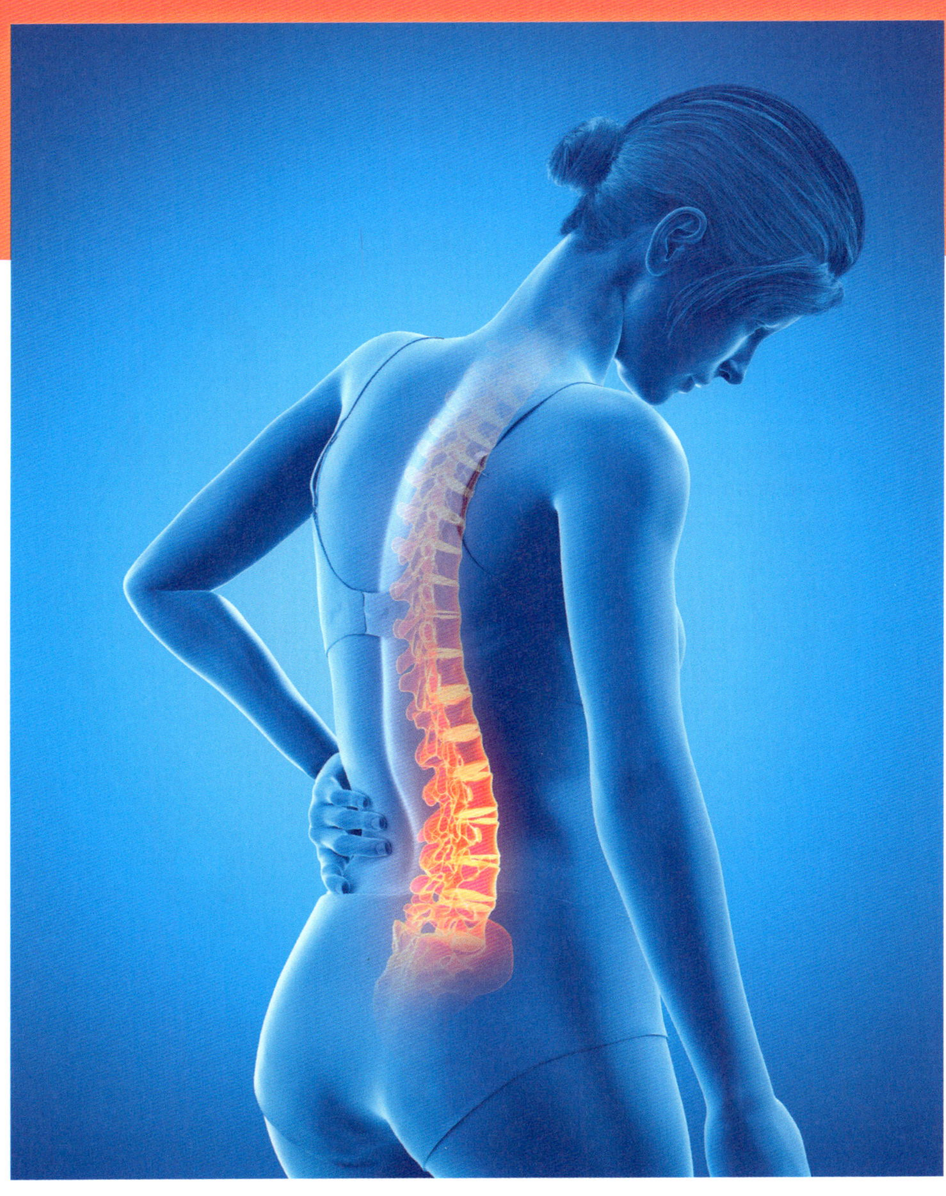

Osteoporose – eine Volkskrankheit

Die Weltgesundheitsorganisation WHO zählt Osteoporose zu den zehn wichtigsten Volkskrankheiten. »Osteo« bedeutet Knochen und »Porose« kann mit Durchlässigkeit übersetzt werden. Osteoporose ist also eine Krankheit mit »zu wenig, zu dünnem Knochen«. Experten definieren sie als eine Knochenkrankheit mit allgemeinem Abbau von Knochensubstanz. Das geschieht zunächst ohne sichtbare Veränderung der äußeren Knochenform, die mechanische Belastbarkeit des Knochens nimmt jedoch stetig ab und die Neigung zu Knochenbrüchen nimmt zu.

Noch vor wenigen Jahren wurde diese knochenabbauende Krankheit als ein natürlicher und schicksalhafter Altersprozess angesehen, etwa wie graue Haare oder Altersfalten. Aber an Osteoporose ist nichts »natürlich«. Es ist nicht »natürlich«, zehn Zentimeter kleiner zu werden, einen »Witwenbuckel« zu bekommen und sich beim Husten Rippen zu brechen. In Deutschland leiden inzwischen mindestens sechs Millionen Menschen, überwiegend Frauen, an den Folgeerscheinungen der Osteoporose, an Knochenbrüchen mit ihren desaströsen Folgen. Die gute Nachricht ist aber, dass heute jede Osteoporose vermeidbar und – auch im späten Stadium – gut behandelbar ist.

Laut WHO wird heute die Osteoporose nach den Werten der DXA-Knochendichtemessung (Osteodensitometrie) festgelegt. Osteoporose bei der Frau liegt vor, »wenn die Knochenmineraldichte um 2,5 Standardabweichungen (SD) unter dem statistischen Mittelwert gesunder prämenopausaler Frauen (Frauen vor den Wechseljahren) liegt«. Damit kann man die Diagnose der Osteoporose bereits vor dem Auftreten eines Knochenbruchs stellen und gezielte Maßnahmen zu deren Vermeidung einleiten. Die Osteoporose ist heute im Frühstadium noch heilbar.

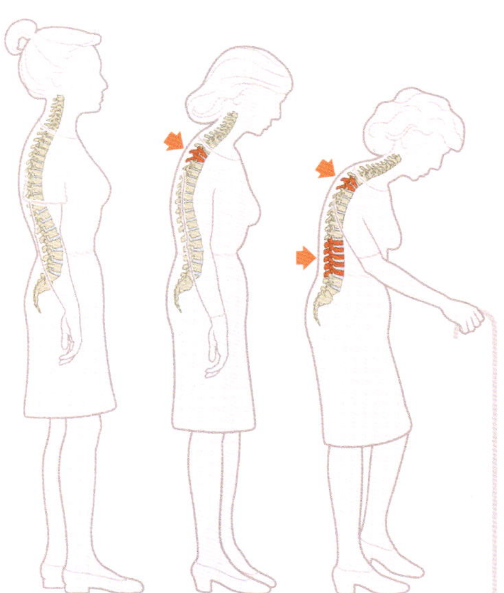

Veränderungen der Körperhaltung mit zunehmendem Alter und Entwicklung einer Osteoporose: Abnahme der Körpergröße und Entwicklung einer Kyphose (»Witwenbuckel«) durch Sinterungsbruch einzelner Wirbelkörper

Wie aus heiterem Himmel

Wie entsteht Osteoporose? Im Wesentlichen ist sie eine negative Knochenmassebilanz über viele Jahre, die lange unbemerkt abläuft, bis plötzlich bei kleinstem Anlass, zum Beispiel bei heftigem Niesen oder beim Anstoßen an ein Hindernis, ein Knochenbruch auftritt. In der Regel folgen Wirbeleinbrüche, die zu schweren Dauerschmerzen, Skelettdeformierungen und zur Abnahme der Körpergröße führen können. Angst, Mutlosigkeit, Depressionen, zunehmende Unbeweglichkeit und Muskelschwund sind die Folgen dieses »Teufelskreises«, den es zu durchbrechen gilt.

Spongiöse Knochen als erstes Angriffsziel

Wie aber läuft der Raubbau im Knochen selbst ab? Die »Bautrupps« des Knochengewebes – bestehend aus abbauenden und anbauenden Zellen – führen ihre Reparaturarbeit bevorzugt auf der inneren Oberfläche des Knochens (Endost) durch. Wenn der Abbau des Knochens über Jahre hinweg höher ist als der Anbau, entsteht ein Knochenmassedefizit, ein »Knochenschwund«, der als Osteoporose bezeichnet wird. Die weitaus größte Angriffsfläche für die Knochenzellen bieten die Knochen mit hohem Anteil an

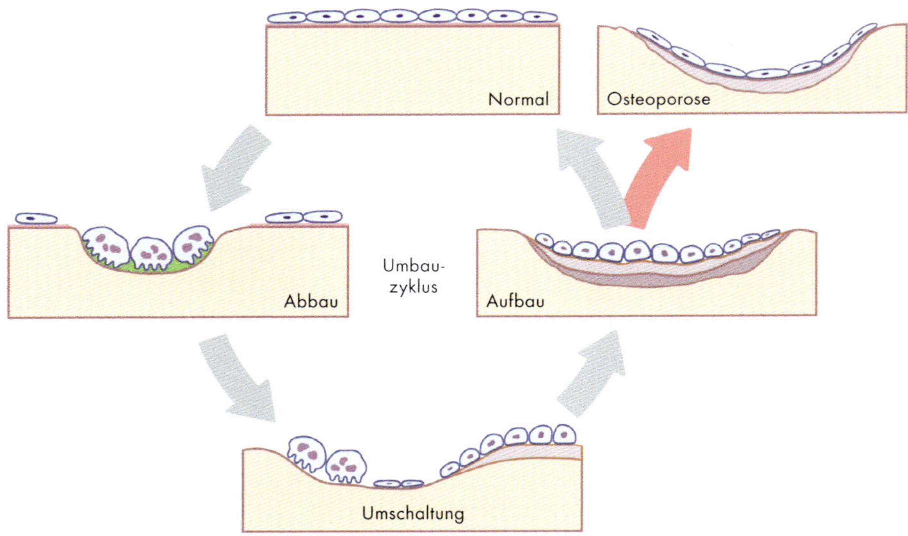

Darstellung der Umbauphasen am Knochen mit normalem Wiederaufbau und mit Entwicklung eines Knochendefizits (= Osteoporose)

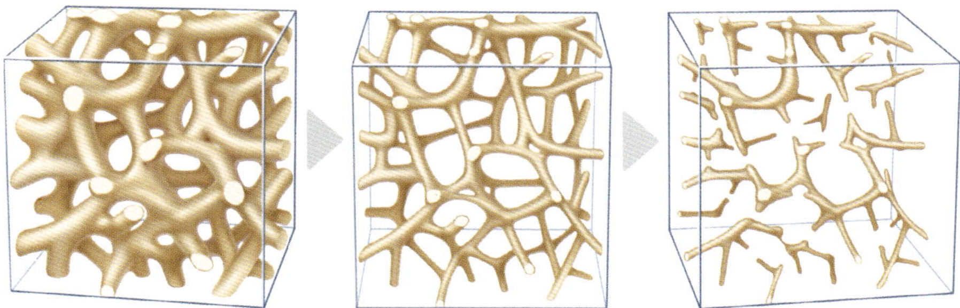

Stadien der Osteoporose im Bereich der Spongiosa: links normale Spongiosa, Mitte verminderte Knochendichte (Osteopenie) mit Ausdünnung der Knochenbälkchen, aber mit noch ausreichenden Verknüpfungen (»Knoten«), und rechts Osteoporose mit weiterer Abnahme der Knochendichte und zusätzlicher Zerstörung der Knochenarchitektur (Verlust der Verknüpfung der einzelnen Knochenbälkchen, den Trabekeln).

spongiösem, trabekulärem Knochen (Trabekel = bälkchenartige Gewebestruktur im Knochen), also bevorzugt Wirbelkörper, Hüften, Rippen, Handgelenke und Fersen. Dieses schwammartige Knochengerüst wird fünfmal schneller abgebaut als die kompakte Knochenrinde der langen Röhrenknochen, der sogenannten kortikalen Knochen. Es werden also zunächst die Knochenbälkchen im Inneren der Knochen zerstört, die Knochenrinde wird dagegen viel langsamer von der inneren Oberfläche her verschmälert. Halten die gleichzeitig eingeleiteten Knochenanbaumaßnahmen nicht Schritt mit dem zuerst ablaufenden Knochenabbau, resultiert daraus eine negative Knochenbilanz mit einer Verminderung der Knochendichte. Die Osteoporose entsteht.

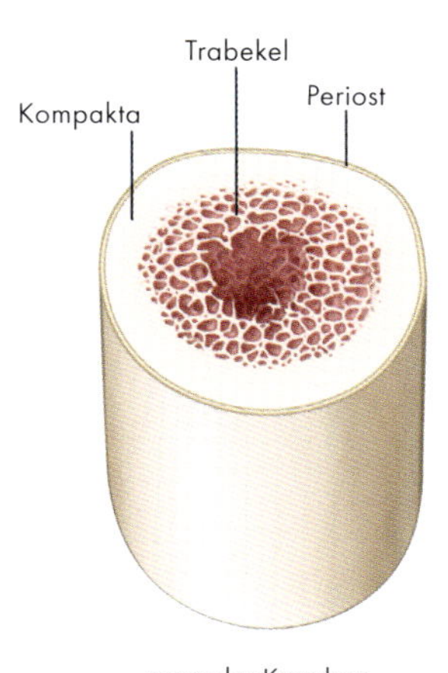

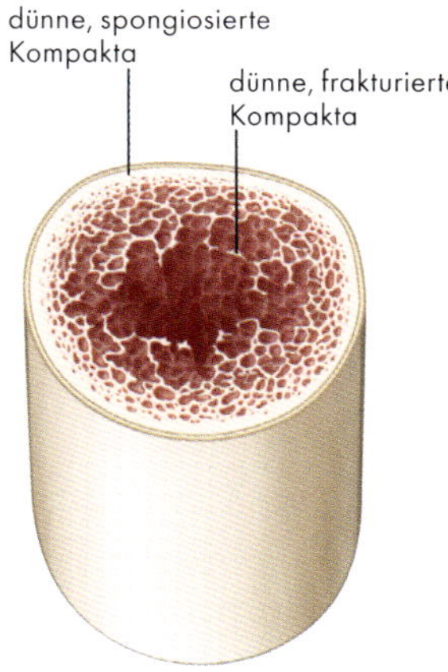

Gesunder und osteoporotischer Röhrenknochen (zum Beispiel Oberschenkelknochen) im Vergleich. Zu beachten ist die besonders starke Abnahme des spongiösen Knochens im zentralen Bereich und die zunehmende Verdünnung der Knochenrinde.

Nicht nur eine Frage der Knochenmasse

Der Knochen bricht nicht allein deswegen, weil er dünn ist. Das sieht man allein schon daran, dass die Hälfte aller Patienten mit dünnen Knochen nie einen Knochenbruch erleiden. Es ist beispielsweise auffallend, dass Japanerinnen eine deutlich niedrigere Knochendichte und eine geringere Kalziumaufnahme als US-Amerikanerinnen aufweisen; trotzdem ist in Japan die Häufigkeit eines Oberschenkelhalsbruchs zweieinhalbmal niedriger als in den USA.
Neuere wissenschaftliche Studien haben zudem gezeigt, dass Osteoporose mehr als nur zu niedrige Knochendichte ist – sie ist auch ein Qualitätsproblem. Hier ist wieder der Vergleich mit dem Brückenbau angebracht. Die Tragfähigkeit einer Brücke hängt nicht nur vom Umfang des Hauptträgers ab. Genauso wichtig sind die Qualität der verwendeten Baumaterialien und vor allem die ständige Wartung. Wird die Brücke nicht regelmäßig entrostet und saniert, so wird sie an ihrer schwächsten Stelle brechen – ganz egal, wie stark der Hauptträger noch ist.

Zu starke Knochenbelastung

In unserem Knochen finden ständig winzige Knochenbrüche (»microfractures«) statt, die zu einer Schwächung der Belastbarkeit führen und einer sorgfältigen Reparatur bedürfen. Heilen diese Tausende winziger Knochenbrüche nicht komplett und vollkommen ohne »Narben« aus, so kommt es ab einem kritischen Punkt zum Bruch des gesamten Knochens. Ist zudem auch noch die Knochenstruktur von Anfang an qualitativ sehr minderwertig angelegt, so kann der Knochen selbst bei normaler Dichte auch ohne Einwirkung von außen brechen.

Viele Faktoren spielen zusammen

Manche Menschen bleiben bruchfrei, obwohl sie extrem niedrige Knochendichtewerte zeigen. Frauen, die älter als 80 Jahre sind, haben fast alle im Oberschenkelbereich Knochendichtewerte, die einer schweren Osteoporose entsprechen, und trotzdem brechen sich nur wenige den Oberschenkelhals.
Was unterscheidet also den dünnen Knochen, der bricht, von dem, der nicht bricht? Die Antwort auf diese Frage liegt in der Knochenarchitektur und in der Fähigkeit, den maroden Knochen zu reparieren. Dem osteoporotisch bedingten Knochenbruch liegen in den meisten Fällen drei Abnormitäten des Knochengewebes zugrunde, die gleichzeitig vorliegen:

- erniedrigte Knochendichte,
- mangelhafte Reparaturmechanismen,
- minderwertige Knochensubstanz und -architektur.

Für eine Störung der Selbstreparaturmechanismen des Knochens sind viele verschiedene Faktoren verantwortlich:

- Mangel an Baustoffen,
- Strahlentherapie,
- Mangel an Vitaminen,
- Alterung der Knochenzellen,
- giftige Substanzen,
- Durchblutungsstörungen,
- Chemotherapeutika,
- Hormonstörungen,
- Schwermetalle,
- Immobilität oder Fehlbelastung.

Bei der Behandlung der Osteoporose sind also nicht nur eine Erhöhung der Knochendichte, sondern auch eine Verbesserung der Knochenqualität und eine Aktivierung der beschriebenen natürlichen Reparaturmechanismen wichtig.

Die Volkskrankheit Osteoporose kann jeden Menschen treffen, ob jung oder alt, ob weiblich oder männlich. Sie wird aber in ihrer klinischen Bedeutung weltweit immer noch unterschätzt, sie ist unterdiagnostiziert und untertherapiert. In den USA spricht man bereits von der »osteoporosis treatment gap« und von der »osteoporosis treatment crisis«, also von unzulänglicher Behandlung oder gar von einem Notstand in der Osteoporosebehandlung. Das ist ein Skandal der Gesundheitspolitik – weltweit!

RISIKOFAKTOREN ERKENNEN UND ELIMINIEREN

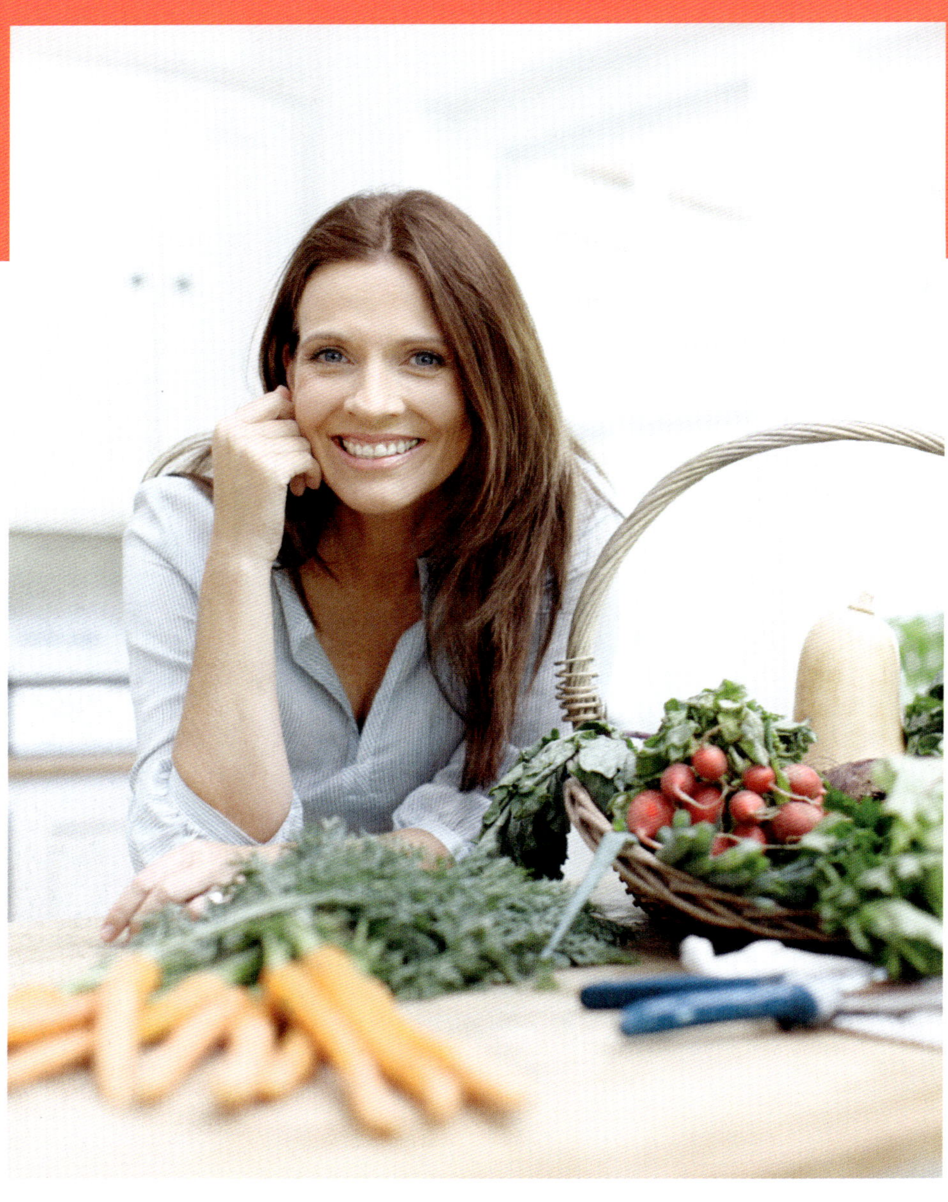

Osteoporose ist kein Schicksalsschlag

Osteoporose sucht ihre Opfer nicht wahllos aus. Es sind heute viele genetische und erworbene Risikofaktoren bekannt, die für die Entstehung von Osteoporose mitverantwortlich sind. Einerseits gibt es also Faktoren, die angeboren sind und daher nicht von uns beeinflusst werden können, andererseits gibt es schwerwiegende Risiken, für die wir selbst verantwortlich sind und die wir vermeiden können beziehungsweise müssen.

Obwohl viele Faktoren mit der Osteoporose in Verbindung gebracht werden müssen, gibt es allerdings auch Patienten ohne Risikofaktoren, die trotzdem an einer Osteoporose leiden. Findet man keine Ursache für den Knochenschwund, spricht man von idiopathischer Osteoporose. Andererseits gibt es Personen mit mehreren Risikofaktoren, die dennoch keine messbar verringerte Knochendichte zeigen. Es wäre deshalb sinnvoll, im Rahmen einer Vorsorgeuntersuchung neben Risikofaktoren für Herz-, Kreislauf- und Tumorerkrankungen auch das Osteoporoserisiko mit dem behandelnden Arzt abzuklären.

Nicht beeinflussbare Risiken

Wissenschaftliche Untersuchungen zur Häufigkeit der Osteoporose zeigten Faktoren, die sich nicht beeinflussen lassen, etwa ein erhöhtes Risiko bei nordeuropäischen Frauen oder bei erblicher Veranlagung, wenn die Erkrankung also schon in der Familie beobachtet wurde.

Familiäre beziehungsweise genetische Belastung

Das Sprichwort »Wie die Mutter, so die Tochter« gilt besonders für Osteoporose. Wenn in Ihrer Verwandtschaft Personen mit einem Oberschenkelhalsbruch, mit häufigen Knochenbrüchen oder mit einer deutlichen Abnahme der Körpergröße bekannt sind, sind auch Sie ein Risikopatient für Osteoporose.

Man weiß heute, dass die maximale Knochendichte und die spätere Knochenverlustrate zu etwa 50 Prozent genetisch vorprogrammiert sind. Es wurde außerdem nachgewiesen, dass Nordeuropäer das höchste Risiko, Afroamerikaner dagegen das niedrigste Risiko haben, an Osteoporose zu erkranken.

Geschlecht und Alter

Zwischen dem 30. und dem 35. Lebensjahr befindet sich unser Knochenumbau etwa im Gleichgewicht. Danach beginnt der genetisch festgelegte Knochenschwund, bei der Frau etwas stärker als beim Mann. Mit der Menopause und dem Abfall der Östrogenproduktion nimmt bei Frauen die Osteoporose mit Knochenbrüchen deutlich zu. Bei Männern steigt das Knochenbruchrisiko hingegen besonders deutlich nach dem 75. Lebensjahr und beträgt dann mehr als 30 Prozent.

Nach dem 45. Lebensjahr begegnet man einem Phänomen, das sich mit dem Schlagwort »ein Bruch folgt dem anderen« charakterisieren lässt: Auch wenn man die Ursache heute noch nicht kennt, weiß man, dass sich das Risiko, einen weiteren Knochenbruch zu erleiden, mehr als verdoppelt, wenn ein vorausgegangener Knochenbruch bekannt ist. Es hat sich gezeigt, dass ein einziger spontan aufgetretener Wirbelkörperbruch das Risiko weiterer Wirbelkörperbrüche um das Fünffache erhöht, und zwei oder mehr Brüche das Risiko sogar auf das Zwölffache steigen lassen. Auch »stumme« Wirbelkörperfrakturen, die zufällig im Röntgenbild entdeckt wurden, steigern das Frakturrisiko. Deshalb wird bei Personen, die einen Verlust der Körpergröße um mehr als vier Zentimeter aufweisen, eine Knochendichtemessung mittels DXA-Methode empfohlen.

Schwangerschaft und Stillzeit

Während der Schwangerschaft sorgen die extrem angestiegenen Sexualhormone bereits für eine zweifach erhöhte Kalziumaufnahme aus dem Darm und für einen verstärkten Einbau in den Knochen. Vor allem im letzten Drittel der Schwangerschaft werden 80 Prozent des bei der Geburt vorhandenen Kalziumanteils in das fetale Skelett eingebaut. Ein Osteoporoserisiko entsteht in der Regel nur, wenn eine mehrwöchige Bettruhe, Muskelrelaxierung und Sedierung vor der Geburtseinleitung nötig sind. In bestimmten Fällen müssen zusätzlich Kortisonspritzen gegeben werden. In diesem Zustand der Immobilität sind eine massive Kalziumausscheidung und Knochenschwund die unausweichliche Folge. Bei der Schwangeren muss in dieser Situation ausreichend Kalzium und Vitamin D substituiert werden. Mit einer »schwangerschaftsinduzierten Osteoporose« ist daher nur bei zu geringer Kalzium- und Vitamin-D-Zufuhr im letzten Drittel der Schwangerschaft zu rechnen.

Während der Stillzeit gibt die Mutter täglich circa 500 Milligramm Kalzium mit der Milch an ihr Kind ab. Im Lauf von fünf Stillperioden beläuft sich daher die abgegebene Kalziummenge auf circa 300 Gramm, also circa ein Drittel der im Skelett gebundenen Kalziummasse.

Beeinflussbare Risiken

Zu den oben genannten nicht beeinflussbaren Risiken kommen negative Einflüsse, die durchaus vermeidbar sind. Je gehäufter diese Faktoren zusammenkommen, desto größer ist die Osteoporosegefahr.

Chronischer Bewegungsmangel

Fehlende körperliche Aktivität ist der wichtigste Risikofaktor für die Entstehung der Osteoporose und ein erhöhtes Knochenbruchrisiko. Dies gilt auch für junge bettlägerige Patienten, die in wenigen Monaten bis zu 30 Prozent ihrer Knochenmasse verlieren und häufig Jahre brauchen, um ihre Ausgangsmasse an Knochen wieder zu erreichen. Gerade beim wachsenden Skelett in der Kindheit ist körperliche Aktivität – also steter Muskelzug an den Knochen – entscheidend für die Formung und Kräftigung des Skeletts.

Junge gesunde Astronauten müssen wegen der fehlenden Erdanziehungskraft im All spezielle Kraftübungen durchführen, und trotzdem verlieren sie etwa 1 Prozent Knochenmasse pro Monat. Auf der Erde sind Übungen gegen die Erdanziehungskraft wie Bergwandern oder Gewichtheben entscheidend für den Aufbau neuer Knochensubstanz. Es ist seit Langem bekannt, dass eine regelmäßige Belastung des Knochens durch Muskelarbeit den Knochenaufbau deutlich fördert. Wenn wir uns aber zu wenig bewegen, ist die Muskelarbeit sehr stark eingeschränkt, der Knochen wird entlastet und der Knochenabbau begünstigt. Es gibt also eine ganz klare Abhängigkeit zwischen der Muskel- und der Knochenmasse. Vor allem eine trainierte, gut ausgebildete Rückenmuskulatur ist entscheidend für eine hohe Knochenmasse der Wirbelkörper und Oberschenkelknochen.

Neue Untersuchungen zeigen, dass auch hochfrequente Klopfimpulse und Rüttelbewegungen die Muskulatur und die Knochen stärken und vor allem zur schnelleren Heilung von Knochenbrüchen eingesetzt werden können. Zudem wissen wir, dass gerade im Alter eine Vielzahl von Gesundheitsstörungen durch Bewegung und Bewegungsübungen verhindert oder zumindest positiv beeinflusst werden kann.

Übermäßige sportliche Aktivität

Besonders Hochleistungssportlerinnen von Ausdauersportarten wie zum Beispiel Langlauf haben ein erhöhtes Osteoporoserisiko. Dauertraining, Diät und Gewichtskontrolle sorgen für einen geringen Anteil an Körperfett, einen Abfall des Östrogenspiegels und unregelmäßige oder ausbleibende Periodenblutungen (Amenorrhö). Studien haben gezeigt, dass 25 bis 50 Prozent der weiblichen Athleten keine Menstruationsblutung mehr haben, vor allem, wenn das Körperfett unter 18 Prozent abfällt. Die Gefahr von Belastungsbrüchen steigt mit diesen Faktoren deutlich. Auch eine amerikanische Studie bestätigte den Zusammenhang zwischen Langlauf, Ernährung, Amenorrhö und Osteoporose.

Untergewicht

»Dünne Frauen, dünne Knochen«: Schlanke oder untergewichtige Frauen haben ein hohes Risiko für Knochenbrüche, während übergewichtige Frauen oft vor Osteoporose geschützt sind. Neben der höheren Gewichtsbelastung des Knochens werden fettleibige (adipöse) Frauen vor allem durch die höhere Östrogenproduktion in den Fettzellen vor Osteoporose geschützt. Nach der Menopause werden bei Frauen weiterhin Nebennierenrindenhormone gebildet. Eines davon, das Androstendion, wird im Fettgewebe in Östrogen umgewandelt. Allerdings begünstigt Übergewicht bei einer bereits bestehenden Osteoporose unter anderem Verformungen der Wirbelsäule, Wirbeleinbrüche und eine stärkere Abnutzung der Gelenke.

Depressive Stimmungslage

Depression allein ist wahrscheinlich kein Grund für die Entstehung der Osteoporose. Studien konnten aber zeigen, dass Frauen mit schwerer, langjähriger Depression 6 Prozent weniger Knochenmasse aufweisen als vergleichbare Frauen ohne Depression. Die genaue Ursache dafür ist nicht bekannt; wahrscheinlich spielen mehrere Faktoren zusammen: höhere Spiegel von Stresshormonen wie etwa Kortison, Medikamente, Appetitmangel mit mangelhafter Ernährung und vor allem geringere körperliche Aktivität (»sich hängen lassen«, »Bei mir hat alles keinen Sinn mehr«).

Rauchen

Rauchen steht in engem Zusammenhang mit Lungenkrebserkrankungen und Herzinfarkt. Die Sucht nach dem Glimmstängel verdoppelt sogar das Osteoporoserisiko. Rauchen ist ein Schlüsselfaktor, der vermieden werden kann und natürlich auch muss, wenn man seine Gesundheit ernst nimmt.
Der genaue Mechanismus ist noch nicht bekannt, aber wahrscheinlich sind es viele chemische Substanzen im Tabak, die zu einem erhöhten Knochenabbau führen. Niko-

tin hemmt beispielsweise die Östrogenproduktion, fördert den Östrogenabbau in der Leber und bewirkt ein früheres Eintreten der Menopause.

Alkoholkonsum

Zuerst die gute Nachricht: Mäßiger Alkoholkonsum wie beispielsweise ein Glas Wein zum Essen erhöht sogar die Knochendichte. Zu viel Alkohol sowie Alkoholismus (Alkoholsucht) erhöhen das Osteoporoserisiko hingegen ganz erheblich. Ein Grund dafür ist die Tatsache, dass Alkoholiker häufig mangelernährt sind und an einem Leberschaden leiden. Ein zu hoher Alkoholkonsum wird auch als wichtige Ursache für Osteoporose bei Männern angenommen. Je öfter also ein Glas Alkohol durch Mineralwasser ersetzt wird, desto besser.

Fehlernährung

Unser Körper benötigt immer ausreichend Kalzium, Vitamin D sowie andere Mineralien und Vitamine. Bei einer ungenügenden Kalziumzufuhr über die Nahrung holt sich der Organismus das lebenswichtige Mineral aus den Knochenspeichern – mit der Konsequenz einer negativen Knochenbilanz über viele Jahre.
Vor allem in der Jugend und während der Schwangerschaft ist es wichtig, den erhöhten Kalziumbedarf für die wachsenden Knochen über die Nahrung auszugleichen. Unausgewogene Schlankheitskuren beziehungsweise Diäten und ein zu hoher Konsum von Fett und Fleisch sowie von Salz und Koffein verursachen eine höhere Kalziumausscheidung und/oder eine geringere Kalziumaufnahme des Organismus.

DAS BEEINFLUSST DIE KALZIUMAUFNAHME

POSITIV	NEGATIV
Vitamine A, C, D	Alter, Menopause
einige Spurenelemente	oxalatreiche Kost
etwas Eiweiß	zu viel Eiweiß
fettarme Lebensmittel	fett- und phosphatreiche Kost
Laktose (Milchzucker)	Dünndarmerkrankungen
Magensäure	wenig/fehlende Magensäure
Aminosäuren	körperlicher/psychischer Stress
körperliche Aktivität	Bewegungsmangel

GUTE KALZIUMQUELLEN

NAHRUNGSMITTEL	KALZIUM mg/100 g
Milchprodukte	
Vollmilch	111
Eiscreme	120
Entrahmte Milch	124
Joghurt	134
Käse	600-1000
Weitere Kalziumlieferanten	
Bohnen	65
Nüsse	75
Petersilie	100
Brokkoli, gekocht	130
Spinat, gekocht	160
Feigen, getrocknet	190
Lachs	200
Sojabohnen	200
Grünkohl, gekocht	200
Haselnüsse	225
Mandeln	250
Nusskuchen	254
Hagebutten	257
Ölsardinen	300
Rhabarber, gekocht	300
Sesamsamen	783
Getränke	
Mineralwasser	2-60
Orangensaft, angereichert	300

EINFLUSS VON NAHRUNGSMITTELN AUF DEN KALZIUMSTOFFWECHSEL

Nahrungsmittel	gesteigerte Kalziumausscheidung im Urin	verminderte Kalziumresorption
zu viel Eiweiß	X	
zu viel Salz	X	
zu viel Phosphat	X	
zu viel Zucker	X	
zu wenig Vitamin D	X	X
Oxalate (Rhabarber)		X
Phytate (Hülsenfrüchte)		X
zu viel Eisen		X
zu viel Kaffee	X	X

Hormonmangel

Frauen werden durch die Sexualhormone Östrogen und Gestagen vor Knochenschwund geschützt. Eine früh einsetzende Menopause ist damit ein wichtiger Risikofaktor, der mit dem Arzt besprochen werden muss, da mit dem Einsetzen der Wechseljahre die Östrogenproduktion herabgesetzt wird.

Beim Mann verursacht ein Testosteronmangel Osteoporose. Testosteronmangel kann kann etwa bei Alkoholismus oder Magersucht (Anorexia nervosa) auftreten. Bei jungen Männern mit unklarer Osteoporose sollte deshalb immer der Testosteronspiegel im Blut bestimmt werden, um einen sogenannten Hypogonadismus (Unterentwicklung oder verminderte Funktion der Geschlechtsdrüsen) frühzeitig erkennen zu können. Das fehlende Testosteron kann als Medikament in Form eines täglich aufgetragenen Hautgels oder -pflasters ersetzt werden.

Medikamente

Bestimmte Medikamente sind »Knochenräuber«. Die wichtigsten Substanzen sind das Kortison und seine Derivate (Glukokortikoide), die man bei einer großen Zahl von Erkrankungen erfolgreich in Form von Tabletten einsetzt, etwa bei Asthma, Allergien, rheumatischen Erkrankungen, entzündlichen Dünndarmkrankheiten und anderen Immunerkrankungen sowie bei Organtransplantationen. Das Problem liegt darin, dass der Knochen umso dünner wird, je länger und je höher dosiert Kortisonpräparate gegeben werden. Patienten, die länger als ein Jahr damit behandelt werden müssen, entwickeln eine Osteoporose mit hohem Knochenbruchrisiko. Für einen Arzt bedeutet dies eine absolute Indikation für eine frühe Behandlung mit einem wirkungsvollen Osteoporosemedikament, den Bisphosphonaten (BP). Eine Kortisongabe über wenige Tage oder lokal als Creme, Spray oder Injektion verabreicht, stellt aber kein Risiko für Osteoporose dar.

Die Liste weiterer Medikamente, die bei chronischer Anwendung den Knochen schwächen, ist lang: Schilddrüsenhormone, Lithium, Medikamente gegen Epilepsie, Heparin und andere Blutverdünner, Aromatasehemmer, Chemotherapeutika sowie aluminiumhaltige Säureblocker. Falls Sie solche Mittel einnehmen müssen, fragen Sie den Arzt bezüglich der Einwirkung auf den Knochen und lassen Sie eine Knochendichtemessung als Ausgangswert durchführen. Dies gilt vor allem bei der Einnahme von Kortisonabkömmlingen wie Prednison. Heute darf kein Knochen mehr durch Kortisongabe brechen! Es gibt dafür die richtigen Medikamente, um dies zu vermeiden.

Krankheiten und Osteoporose

Neben dem erhöhten Osteoporoserisiko während der Schwangerschaft und Stillzeit oder aufgrund längerer Immobilität infolge einer Erkrankung oder Verletzung gibt es Krankheiten in allen medizinischen Disziplinen, die mit Knochenschwund und einem erhöhten Frakturrisiko einhergehen können.

Erkrankungen mit erhöhtem Risiko für eine Osteoporose

- Hypogonadismus
  - Turner-Syndrom
  - Klinefelter-Syndrom
  - Anorexia nervosa
  - Hypothalamische Amenorrhö
  - Hyperprolaktinämie
  - andere hypogonadale Zustände
- Endokrine Erkrankungen
  - Cushing-Syndrom
  - Hyperparathyreoidismus
  - Thyreotoxikose
  - Diabetes mellitus

    - Akromegalie
    - Nebenniereninsuffizienz
- Ernährungsstörungen
    - Malnutrition
    - Parenterale Ernährung
- Gastrointestinale Erkrankungen
    - Malabsorptionssyndrom
    - Morbus Crohn
    - Colitis ulcerosa
    - Primär biliäre Zirrhose
    - Hepatitis
    - Gastrektomie
    - Perniziöse Anämie
- Rheumatologische Erkrankungen
    - Rheumatoide Arthritis
    - Ankylosierende Spondylitis
- Pulmonale Erkrankungen
    - COPD
    - Asthma bronchiale
- Kardiologische Erkrankungen
    - Herzinsuffizienz
    - Herztransplantation
- Hämatologische Erkrankungen/Malignome
    - Multiples Myelom
    - Lymphome und Leukämien
    - Malignome mit PTHrP-Produktion
    - Hämolytische Anämien
    - Aplastische Anämie
- Selektierte angeborene Erkrankungen
    - Osteogenesis imperfecta
    - Marfan-Syndrom
    - Hämochromatose
    - Hypophosphatasie
    - Glykogenspeicherkrankheiten
    - Ehlers-Danlos-Syndrom
    - Porphyrie

- Andere Krankheiten
  - Immobilisation
  - Multiple Sklerose
  - Sarkoidose
  - Amyloidose
- Andere Gründe
  - Schwangerschaft und Stillzeit

Fallneigung und »Stolpersteine«

Nahezu ein Drittel der älteren Menschen stürzt wenigstens einmal im Jahr, aber nur 5 Prozent von ihnen erleiden dabei einen Knochenbruch. Ursachen eines Sturzes sind:

- Stolpern (50 Prozent)
- Synkope (kurze Bewusstseinsstörung; 20 Prozent)
- Verlust der Balance (13 bis 20 Prozent)

Vor allem die Art des Fallens entscheidet darüber, ob es zu einem Bruch kommt oder nicht. Und hier sind alte Menschen deutlich stärker gefährdet, denn bei ihnen ist der Schutzreflex des Abstützens mit den Armen reduziert und energieabsorbierendes Weichteilgewebe im Oberschenkelbereich fehlt.
Das Knochenbruchrisiko ist deutlich erhöht, wenn zu einer Osteoporose noch gesundheitliche Störungen und Stolpersteine im Umfeld des Patienten kommen: schlaffe Muskulatur, ungeschickte Bewegungen, fehlende oder verzögerte Schutzreaktionen beim Fallen, Aufregung und fahrige Bewegungen, Schwindel, kurze Ohnmachtsanfälle, Müdigkeit (auch medikamentös bedingt), Sehstörungen und Alkoholkonsum. Insbesondere beruhigende, angstlösende, antidepressive und blutdrucksenkende Medikamente und natürlich Schlafmittel erhöhen das Fallrisiko und verringern den Schutzreflex beim Fallen. Hinzu kommen – gerade bei älteren Menschen – Stolperfallen in der Wohnung, zum Beispiel Telefonkabel, Treppen, Teppichkanten, fehlende Haltegriffe oder rutschige Beläge im Bad und ganz besonders eine schlechte Ausleuchtung der Wohnräume.

Es ist schon die »halbe Miete«, wenn Sie die beeinflussbaren Risiken erkennen und ausschalten!

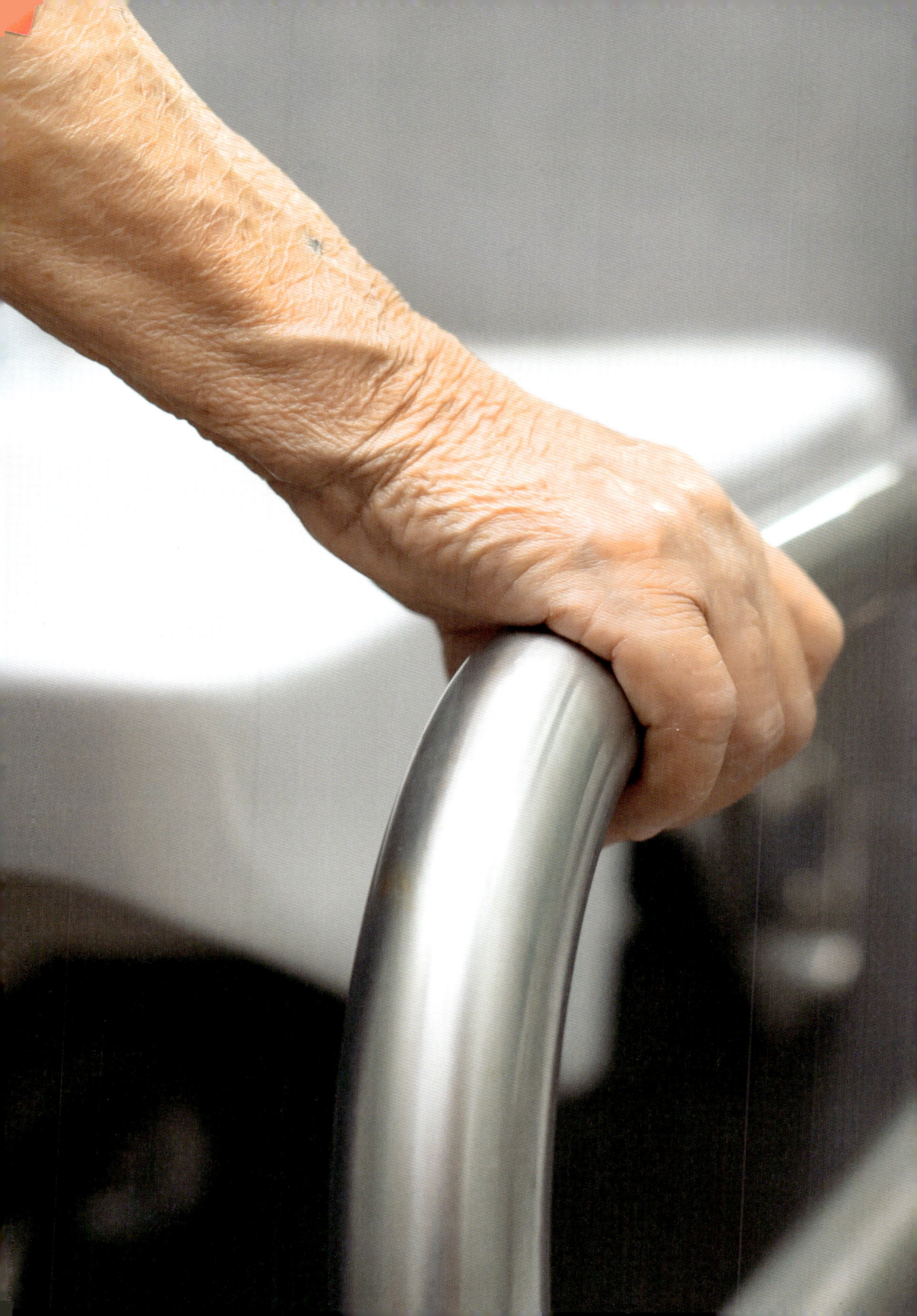

DIAGNOSE »OSTEOPOROSE« – DIE KNOCHENDICHTE IM FOKUS

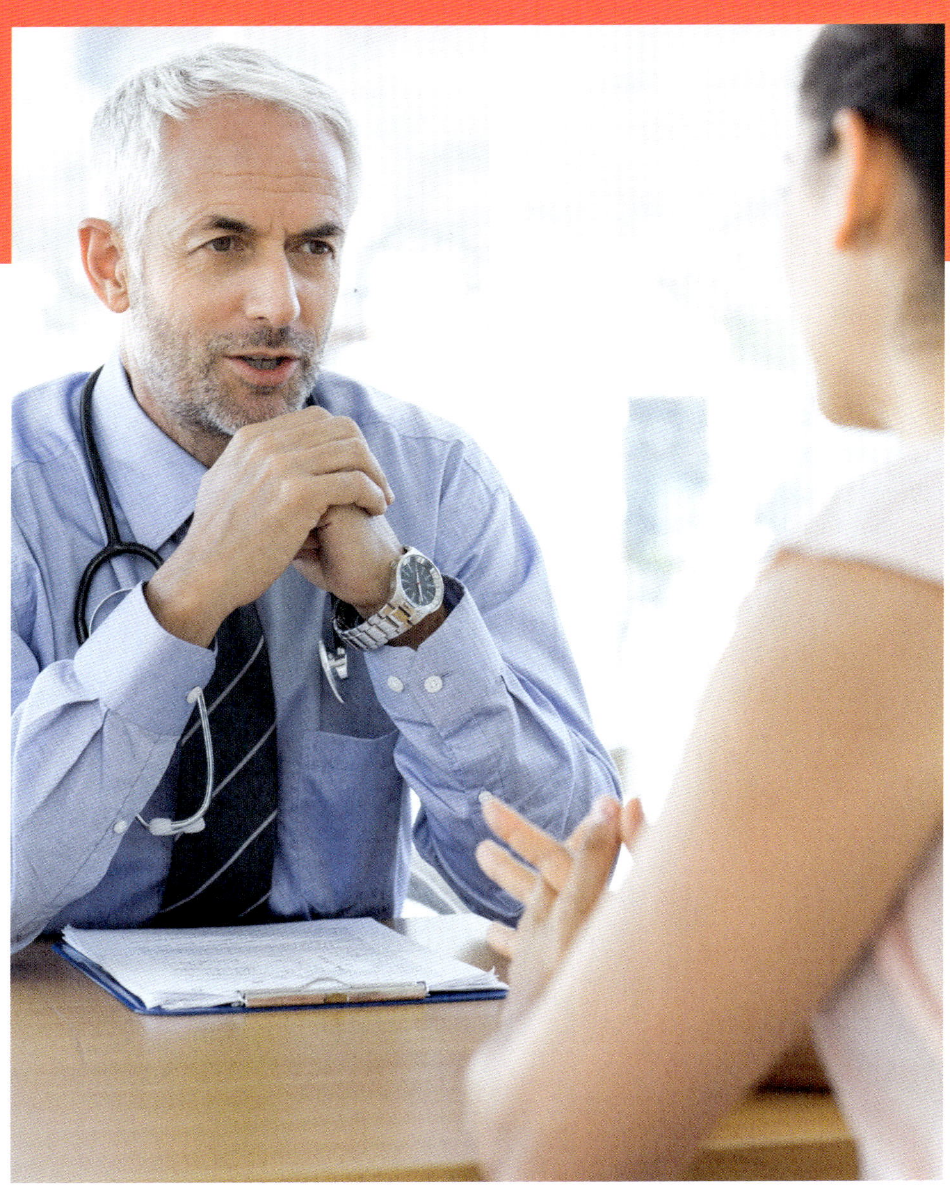

Wissen ist Macht – auch bei Osteoporose

So selbstverständlich, wie wir heute eine Krebsvorsorgeuntersuchung durchführen, so wichtig ist es, zuverlässige Informationen über Stärke oder Schwäche der Knochen zu gewinnen – vor allem, wenn Risikofaktoren bekannt sind. Schlüsselfragen, die nach einer Untersuchung zuverlässig beantwortet werden müssen:

- Wie viel Knochenmasse habe ich momentan?
- Wie schnell verliere ich an Knochenmasse?
- Liegen bereits Frakturen/Deformierungen vor?
- Sind die Veränderungen noch reversibel?
- Welches Risikoprofil liegt vor?
- Liegt eine andere Krankheit zugrunde (»sekundäre Osteoporose«)?
- Ist eine Osteomalazie (Vitamin-D-Mangelkrankheit, Rachitis) ausgeschlossen?
- Ist eine Schwangerschaft ausgeschlossen?

Osteoporose ist heute im Frühstadium heilbar. Blut- und Urintests oder die Abklärung von Risikofaktoren erlauben nur Prognosen über die Wahrscheinlichkeit, schon an Osteoporose erkrankt zu sein oder später daran zu erkranken, nicht aber, wie stark unsere Knochen gerade sind.

Die Knochendichtemessung

Die einzige Möglichkeit, die Diagnose einer Osteoporose möglichst vor dem Auftreten von Knochenbrüchen zu stellen, besteht in der Messung der Knochendichte. Die Knochendichtemessung (im Amerikanischen »bone mineral density/BMD test«) bestimmt die Knochendichte an verschiedenen Skelettteilen. Das erlaubt wiederum eine Risikoaussage für eventuelle spätere Brüche. Wenn Sie bereits einen Bruch haben, wird diese Methode eingesetzt, um die Diagnose »Osteoporose« zu bestätigen. Die Knochendichtemessung …

- entdeckt Osteoporose noch vor dem Auftreten von Knochenbrüchen,
- sagt das Risiko einer späteren Osteoporose voraus,
- zeigt die Rate des Knochenverlusts (»Progression«) in Kontrollmessungen,
- bestimmt die Indikation zur medikamentösen Therapie und
- dokumentiert die Wirksamkeit oder auch Erfolglosigkeit einer Behandlung.

Die Messmethoden

Es gibt verschiedene Möglichkeiten, um den Zustand des Knochengewebes zu messen. Ihr Arzt wird Sie genau beraten, welche Methode für Sie persönlich die sinnvollste ist und welche für die Diagnosestellung der Osteoporose nach den neuen Leitlinien empfohlen wird.

Röntgenaufnahme

Röntgenaufnahmen des Skeletts, zum Beispiel Aufnahmen der Wirbelsäule und der Hüfte, zeigen Verluste an der Knochensubstanz erst, wenn bereits 30 bis 40 Prozent der Knochenmasse verloren gegangen sind. Sie sind daher für eine Frühdiagnose nicht geeignet, aber sehr wertvoll, wenn es darum geht, bereits abgelaufene und unbemerkt verlaufene Knochenbrüche nach Art und Lage zu entdecken. Gleichzeitig können schmerzhafte Gelenkveränderungen mit abgeklärt werden. Im Rahmen der Basisdiagnostik werden stets Röntgenaufnahmen der Lendenwirbelsäule in zwei Ebenen durchgeführt, um störende Einflüsse für die Knochendichtemessung in diesem Bereich nicht zu übersehen: Verkrümmungen der Wirbelsäule, Gefäß- und Lymphknotenverkalkung, Wirbeleinbrüche, Verkalkungen der Wirbelgelenke sowie der Bandscheiben.

DXA-Methode

Die DXA-Methode (auch DEXA; »dual energy X-ray absorptiometry«) ist heute die ausgereifteste Messmethode der Knochendichte, wobei zwei Energiestrahlen unterschiedlicher Intensität durch bestimmte Skelettregionen geschickt werden. Da das Knochengewebe Röntgenstrahlen besonders gut abschwächt, lässt sich aus der Menge der Strahlung, die durch den Knochen gelangt, die Masse seines Mineralgehalts errechnen. Gemessen werden vor allem die Lendenwirbelsäule von vorn oder von der Seite sowie die Hüfte. Wichtige Vorteile:

- Sie greift kein Organ an und stellt keinerlei Belastung für den Patienten dar.
- Sie dauert nur Minuten und ist preiswert.
- Sie hat eine sehr geringe Strahlenbelastung (nur ein Zehntel bis ein Hundertstel einer normalen Röntgenaufnahme) und ist daher ideal für jährliche Kontrollmessungen. Lediglich bei einer Schwangerschaft sollte diese Messung nicht durchgeführt werden.
- Sie misst die für die Osteoporose empfindlichsten und knochenbruchgefährdeten Skelettstellen (Lendenwirbelsäule und Hüfte).

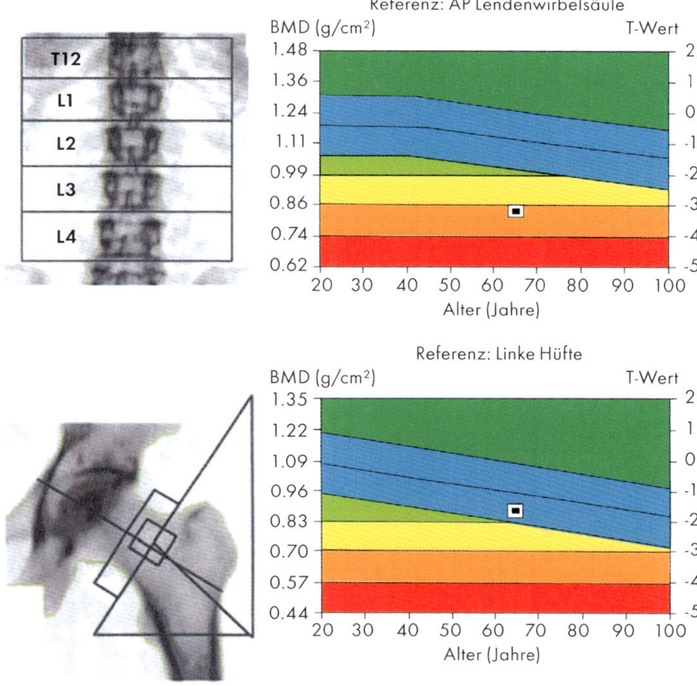

DXA-Messung der Lendenwirbelsäule (LWS) (oben) und der linken Hüfte. Auffallend sind die unterschiedlichen Knochendichten (viereckige Markierungen) mit deutlicher Osteoporose der LWS und Osteopenie der Hüfte.

- Sie misst sehr genau (nur 1 Prozent Ungenauigkeit) und ist daher ideal für Kontrollmessungen (dabei sollte aber dasselbe Gerät verwendet werden!).
- Sie ist die einzige von der WHO und dem DVO (dem Dachverband für Osteologie) empfohlene Methode zur Diagnosestellung der Osteoporose.
- Sie kann auch zur Messung des Fettanteils und der Fettverteilung im Körper verwendet werden. Diese Methode wird vor allem im Hochleistungssport zur Beurteilung des Trainingserfolgs eingesetzt.

Quantitative Computertomografie (QTC)

Die QCT ist die beste Methode, um einen frühen Verlust an trabekulärem Knochen (siehe Seite 29) der Wirbelsäule zu entdecken. Diese Methode dauert circa 20 Minuten und hat eine höhere Strahlenbelastung als die DXA-Untersuchung, ist also für häufige

Kontrollmessungen nicht geeignet. Spezielle kleine Geräte messen an den Fingern und am Handgelenk (pQCT genannt); diese Messergebnisse dürfen aber nicht unkritisch auf das Gesamtskelett übertragen werden. Sie geben nur eine – wenn auch genaue – Aussage über das gemessene Areal. Messungen im Hüftbereich sind mit den üblichen Geräten nicht möglich.

Ultraschall (US)

Ultraschalltechniken werden bereits mit großem Erfolg bei vielen Erkrankungen angewandt. Bei der Osteoporose werden die Geschwindigkeit und/oder die Ablenkung der Schallwellen im Bereich des Knochens gemessen. Die Methode wird wegen der Einfachheit der Anwendung immer populärer, es muss aber erst noch geklärt werden, was eigentlich gemessen wird und welche Aussagekraft diese Methode hinsichtlich der Vorhersage von Knochenbrüchen hat. Gemessen werden vor allem die Ferse und die Finger.

Die Ultraschallmethode wird wegen ihrer einfachen Anwendung als Screeningmethode eingesetzt. Das bedeutet, dass man mit ihrer Hilfe Risikopatienten identifizieren kann. Was sie aber nicht leisten kann, ist, die DXA-Messung im Bereich der Wirbelsäule und der Hüfte zu ersetzen.

Welche Knochen sollten gemessen werden?

Ein Grundsatz besagt, dass jede Knochendichtemessung nur eine Aussage über das gemessene Gebiet erlaubt. Man weiß, dass sich Osteoporose ganz unterschiedlich in den Skelettanteilen äußern kann. Am frühesten und stärksten betroffen sind in der Regel Skelettareale mit hohem Anteil an spongiösem Knochen, also vor allem Wirbelkörper und Hüfte. Dort ereignen sich die folgenschwersten Knochenbrüche. Wir messen also immer die Lendenwirbelsäule und die Hüfte. An der Wirbelsäule werden vier Lendenwirbelkörper einzeln und gesamt gemessen. Die Messungen der Hüfte setzen sich aus vier Regionen zusammen: Oberschenkelhals, Trochanterregion, Intertrochanterregion und Ward'sches Dreieck.

Werden später Kontrollmessungen durchgeführt, so müssen diese Regionen wieder exakt eingestellt werden. Es empfiehlt sich daher, dass Kontrollmessungen immer mit demselben Gerät und möglichst vom gleichen Untersucher durchgeführt werden. Falls im Röntgenbild Verkalkungen der Aorta (Hauptschlagader) oder andere Veränderungen nachzuweisen sind, empfiehlt es sich, die Lendenwirbelsäule von der Seite zu messen.

Regelmäßige Messung ist notwendig

Häufig besuchen mich besorgte Frauen, die mir eine Messung der Finger vorlegen mit der Diagnose einer »schweren Osteoporose mit sehr hohem Knochenbruchrisiko«. Eine DXA-Messung der Lendenwirbelsäule und Hüfte ergibt dann häufig normale Knochenwerte. Dabei handelt es sich nicht um abweichende oder gar falsche Werte, sondern vielmehr um unterschiedliche Dichtewerte in verschiedenen Skelettbereichen. Die Diagnose einer generalisierten Osteoporose darf nie mit einem einzelnen peripheren Messwert gestellt werden. DXA-Messungen zur Therapiekontrolle müssen immer an derselben Stelle mit demselben Messgerät und in der Regel in jährlichen Abständen durchgeführt werden.

Wer soll zur Knochendichtemessung gehen?

Zurzeit wird die Knochendichtemessung noch nicht für alle Frauen empfohlen. Im Rahmen eines Vorsorgeprogramms ist diese Messung ebenso wichtig wie andere bereits anerkannte Untersuchungen, zum Beispiel EKG, Blutdruckmessung, Urinuntersuchung, Blut im Stuhl, kleines Blutbild, Cholesterin im Blut und Mammografie. Eine Knochendichtemessung ist preiswert, einfach durchzuführen und erleichtert eine spätere Diagnose. Derzeit wird sie nur bei Frauen mit mehreren Risikofaktoren empfohlen, etwa wenn die Frau in der Postmenopause keine Östrogenersatzbehandlung erhält, früh in die Menopause kommt oder eine Familienvorgeschichte mit Osteoporose vorweist.

Knochendichtemessungen sollten außerdem in folgenden Fällen durchgeführt werden:

- unklare Abnahme der Körpergröße im Alter,
- unklare Rückenschmerzen, früher aufgetretene Knochenbrüche,
- Gelenkerkrankungen mit Bewegungseinschränkung,
- Langzeiteinnahme (länger als ein halbes Jahr) von Medikamenten wie Kortison, Marcumar®, Heparin oder Antiepileptika,
- Schilddrüsen- und Epithelkörperchenüberfunktion,
- Chemotherapien mit Ausschaltung der Sexualhormone,
- transplantierte Patienten (insbesondere Nieren, Leber, Lunge, Herz),
- niedrige Sexualhormonwerte in jüngeren Jahren,
- chronische Erkrankungen oder Operationen, die Knochenschwund auslösen können, zum Beispiel Dünndarmerkrankungen und Magenoperationen.

Die Untersuchung mittels DXA

Für den Patienten ist die Knochendichtemessung unproblematisch, alle Tests sind absolut schmerzfrei. Man liegt während der Untersuchung angezogen auf einem Tisch mit einer weichen Unterlage, und in nur wenigen Minuten wird das jeweilige zu messende Skelettgebiet mit einem Messarm überfahren, der den Körper nicht berührt. Die Knochendichtewerte liegen sofort nach der Messung vor und werden in Gramm pro Quadratzentimeter ausgedrückt. Die Weltgesundheitsorganisation (WHO) hat diagnostische Kriterien festgelegt, um die Dichtewerte der gemessenen Person mit denen eines normalen jungen Erwachsenen (»maximale Knochendichte«) zu vergleichen. Dieser Vergleich beruht auf der Standardabweichung (SD), ein statistischer Wert, der besagt, wie viel eine Person unter dem Normalwert liegt. Dieser Wert wird von Experten auch als T-Wert bezeichnet. Im Allgemeinen entspricht eine Abnahme der Knochendichte von 10 bis 15 Prozent gegenüber einem normalen jungen Erwachsenen ungefähr 1 SD.

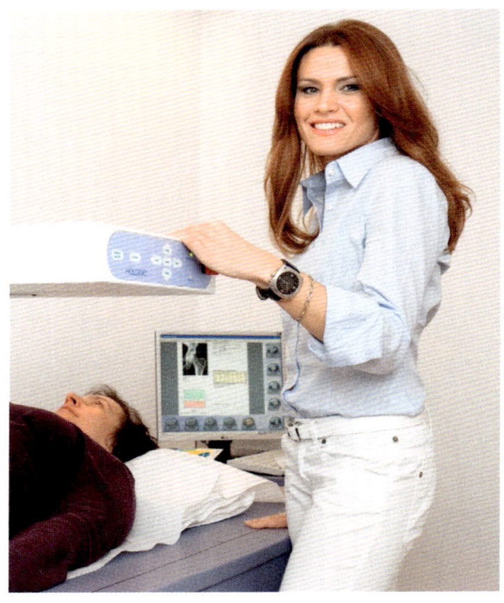

Messung der Knochendichte mittels eines modernen DXA-Gerätes durch eine Mitarbeiterin in meiner Praxis

Wann ist eine Therapie notwendig?

- Die WHO hat festgelegt, dass eine Knochendichtemessung mit mehr als 2,5 SD (–2,5 SD) – also circa 20 bis 35 Prozent Abnahme der Knochenmasse unterhalb dem Normalwert eines jungen Erwachsenen – die Diagnose einer therapiebedürftigen Osteoporose bedeutet.
- Sind darüber hinaus Frakturen (Knochenbrüche) bekannt, spricht man von schwerer, manifester Osteoporose.
- Der T-Wert (siehe weiter oben) legt die Diagnose fest, während der ebenfalls gemessene Z-Wert (siehe Seite 162) zwar nicht für die Diagnose verwendet wird, aber den Vergleich mit »Normalpersonen« im gleichen Alter und mit dem gleichen Geschlecht beschreibt.

Warnsignal Osteopenie

Dichtewerte zwischen 1 und 2,5 SD unterhalb der Norm (also −1 und −2,5 SD) werden als Osteopenie bezeichnet – verminderte Knochendichte, aber noch ohne klinische Erkennbarkeit. Diese Personen sind nicht krank, sollten aber einem weiteren Knochenschwund vorbeugen.

In Deutschland kann eine Therapie begonnen werden, wenn laut der DXA-Messung der

Einteilung der Osteoporose nach dem Schweregrad

Schweregrad 0: Knochenmineralgehalt niedrig (T-Wert zwischen – 1 und – 2,5 SD), keine Knochenbrüche. Dieser Bereich der Knochendichte wird als Osteopenie oder auch als »borderline osteoporosis« bezeichnet. Bei betroffenen Patienten können entsprechende Behandlungsmaßnahmen in aller Ruhe begonnen und über regelmäßige Kontrollmessungen der Knochendichte angepasst werden. In der Regel liegen zwischen dieser Risikostufe der Osteoporose und dem möglichen Auftreten von ersten Knochenbrüchen mehrere Jahre.

Schweregrad 1: Knochenmineralgehalt in einer Messung deutlich erniedrigt (T-Wert unter – 2,5 SD), aber noch keine Knochenbrüche. Dieser Bereich der Knochendichte wird definitionsgemäß als messtechnische Osteoporose bezeichnet. Erste Knochenbrüche können schon bei geringen Anlässen erfolgen. Es steht keine Zeit mehr zur Verfügung, fraglich wirksame Therapieansätze zu versuchen. Bisphosphonate (siehe Seite 141 f.) sind bereits das Medikament erster Wahl.

Schweregrad 2: Knochenmineralgehalt deutlich erniedrigt (T-Wert unter – 2,5 SD), erste Wirbelkörperbrüche oder -einbrüche. Das Risiko weiterer Knochenbrüche hat sich vervielfacht. Eine sofort eingeleitete konsequente und medikamentöse Behandlung wird circa zwei Jahre in Anspruch nehmen, bis das Risiko deutlich abgesenkt ist. Schmerztherapie und Rehabilitationsmaßnahmen nehmen an Bedeutung zu.

Schweregrad 3: Knochenmineralgehalt deutlich erniedrigt (T-Wert unter – 2,5 SD), mehrere Brüche. Jetzt sind nicht nur Wirbelkörper eingebrochen, sondern auch andere Teile des Skeletts wie Oberschenkelhals oder Unterarm betroffen (»extravertebrale Frakturen«). Schmerztherapie und Rehabilitation sind wesentlich. Medikamente sind noch sinnvoll, um wenigstens das Fortschreiten des Knochenschwunds zu begrenzen.

T-Wert weniger als –2,5 beträgt und ein wichtiger Risikofaktor vorliegt. Damit kann eine effektive Therapie der Osteoporose noch vor Auftreten einer Fraktur begonnen werden.

Osteoporose – die häufigste Knochenkrankheit

Betrachtet man den chronischen Verlauf der Osteoporose, gleicht er dem anderer Volkskrankheiten wie Diabetes mellitus, Bluthochdruck und Fettstoffwechselstörungen. Auch die »Zuckerkrankheit« beginnt schleichend, der erhöhte Blutzucker verursacht keine spezifischen Beschwerden. Schwere Beeinträchtigungen erlebt der Zuckerkranke erst mit den Spätkomplikationen wie Nierenschäden und Gefäßverschlüssen. Patienten mit Bluthochdruck sind ebenfalls lange beschwerdefrei, bis sie zum Beispiel einen Schlaganfall erleiden. Auch erhöhte Fette im Blut bleiben lange unerkannt, bis ein Herzinfarkt auftritt. Bei all diesen Krankheiten sind frühes Erkennen des Risikos und konsequente Umstellung des Lebensstils enorm wichtig.

Rückenschmerzen und Abnahme der Körpergröße

Oft sind Rückenschmerzen lediglich die Folge von Muskelverspannungen, es können sich manchmal aber auch schwere Erkrankungen wie Wirbeleinbruch, Bandscheibenvorfall, Tumorwachstum und sogar ein Herzinfarkt dahinter verbergen. Ein »Zähnezusammenbeißen« bei akuten Rückenschmerzen hilft also nicht weiter, manchmal ist es sogar gefährlich. Bei anhaltenden und zunehmenden Rückenbeschwerden sollte unbedingt ein Arzt aufgesucht werden, denn sie bedürfen sorgfältiger Abklärung. Eine seitliche Rönt-

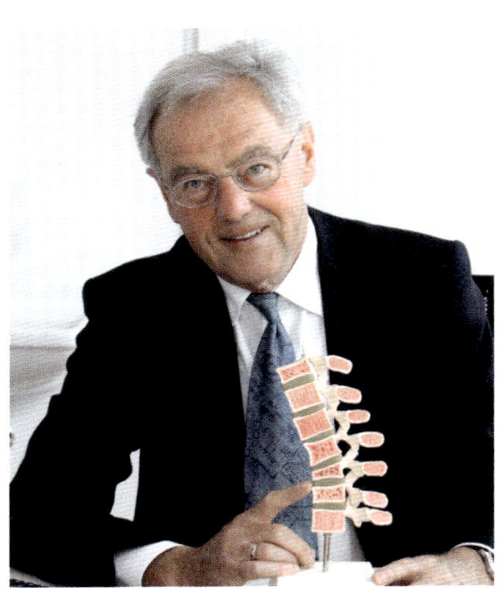

Der Nachweis von Wirbeleinbrüchen ohne massive Gewalteinwirkung (osteoporotische Frakturen) erlaubt automatisch die Diagnose »manifeste Osteoporose« und den Beginn einer medikamentösen Therapie. Die drei wichtigsten Formen von Wirbelfrakturen sind auf Seite 153 dargestellt.

MRT der gesamten Wirbelsäule von der Seite mit Nachweis von Einbrüchen der Wirbelkörper (L1 und L2)

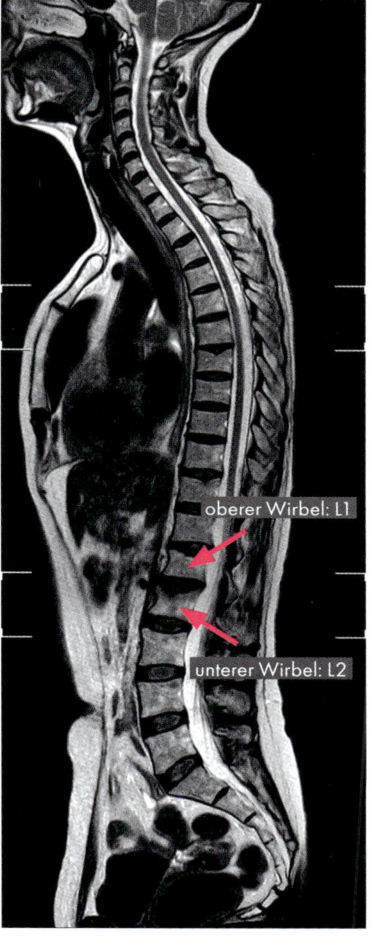

genaufnahme der Wirbelsäule lässt die verschiedenen Formen von Wirbeleinbrüchen erkennen. Je nach Beschwerdebild und Untersuchungsbefund wird mit einer Computer- oder Magnetresonanztomografie der gesamten Wirbelsäule eine sichere Abklärung vorgenommen.

Untersuchungsbefunde bei Osteoporose

Bei der Osteoporose verursacht der (Teil-)Bruch eines Wirbelkörpers akute Schmerzen. Die Patienten geben nicht selten an, sogar ein Geräusch des Brechens oder Knackens im Rücken gehört zu haben, verbunden mit einem einschießenden, stechenden Schmerz im Rücken. Demgegenüber beruht der chronische Osteoporoseschmerz vor allem auf einer Fehlstatik des Achsenskeletts durch Über- und Fehlbelastung von Muskulatur, Sehnen, Bändern und Gelenken.

Das Zusammenbrechen der Wirbelkörper führt zur erheblichen Größenabnahme der Patienten. Durch Rumpfverkürzung kann der untere Rippenbogen sogar den Beckenkamm berühren. Dabei kommt es zu charakteristischen Hautfalten vom Rücken zu den Körperseiten (»Tannenbaumphänomen«) sowie zur Vorwölbung des Bauchs (»Osteoporosebäuchlein«). Der Körperschwerpunkt liegt weiter vorne, der Gang ist unsicher, langsam und die Betroffenen bewegen sich in kleinen Schritten fort, um stärkere Erschütterungen der Wirbelsäule zu vermeiden. Mit der Gangunsicherheit ist ein erhöhtes Fall- und Knochenbruchrisiko verbunden. Das keilförmige Einbrechen der Brustwirbel führt zum typischen Rundrücken (»Witwen-« beziehungsweise »Witwerbuckel«). Es gibt aber noch drei andere Ursachen, kleiner zu werden, die nichts mit Osteoporose zu tun haben: eine schlechte Körperhaltung, ein Bandscheibenschaden oder eine Muskelschwäche.

»Knochenmarker« und andere Tests

Wird alter Knochen abgebaut und neuer gebildet, entstehen Ab- und Anbauprodukte, die ins Blut und schließlich in den Urin abgegeben werden. Es handelt sich dabei um sogenannte Knochenmarker. Es gibt heute Blut- und Urintests, um diese Produkte nachzuweisen und Aussagen über die Geschwindigkeit des Knochenumbaus zu treffen; hier wird unterschieden zwischen »high-« und »low-turnover«-Osteoporosen, also langsamem und schnellem Knochenabbau. Vor allem können damit die richtige Medikamenteneinnahme und das Ansprechen der Therapie rasch beurteilt werden. Diese Tests erlauben aber nicht die Diagnose einer Osteoporose und können daher die Knochendichtemessung nicht ersetzen.

Wichtige Messgrößen der Knochenneubildung sind vor allem die alkalische Knochenphosphatase, das Osteocalcin und das Osteonectin. Als Parameter des Knochenabbaus dienen vor allem Kollagenbausteine und Kollagen-Quervernetzungsprodukte (»Crosslinks«), die in das Blut freigesetzt und mit dem Urin ausgeschieden werden. Die Überprüfung dieser Knochenabbauwerte bietet sich vor allem zur schnellen Beurteilung der richtigen Medikamenteneinnahme und des Therapieerfolgs an. Eine Reduktion um mehr als 30 Prozent gegenüber dem Ausgangswert gilt als Ansprechen (»response«) auf eine antiresorptive (dem Knochenabbau entgegenwirkende) Therapie.

Bei der ursächlichen Abklärung der Osteoporose sind einige wenige und preiswerte Blut- und Urinuntersuchungen wichtig: Blutkörperchensenkung, CRP (C-reaktives Protein), kleines Blutbild, Kalzium, Phosphat, Vitamin D_3, alkalische Phosphatase und Nierenfunktionswerte. Zur Abklärung einer sekundären Osteoporose sollten noch folgende Laborwerte herangezogen werden: TSH (Thyreoidea-stimulierendes Hormon), T3 (Trijodthyronin) und T4 (Thyroxin), Eiweiß-Elektrophorese, GOT (Glutamat-Oxalacetat-Transaminase) und GPT (Glutamat-Pyruvat-Transaminase), Magnesium, Glukose, Differentialblutbild, Testosteron beziehungsweise Östrogen.

Sekundäre Osteoporosen

Im Unterschied zu einer primären Osteoporose, die im höheren Alter beziehungsweise bei Frauen häufig nach der Menopause auftritt (also auch als »senil« oder »postmenopausal« bezeichnet werden kann), liegt einer sekundären Osteoporose eine Krankheit zugrunde, die zum Knochenschwund führt und behandelt werden muss. Etwa 10 Prozent aller weiblichen und 50 Prozent aller männlichen Osteoporosefälle sind sekundär, deshalb ist eine sorgfältige Befragung und Untersuchung notwendig, um wichtige Grundkrankheiten zu entdecken und eine sofortige Behandlung einzuleiten. Oft verstecken sich bösartige, entzündliche, angeborene, infektiöse, medikamentöse, hämatologische (Blutkrankheit) oder nephrologische Erkrankungen (Nierenkrankheiten) hinter einem auffälligen Knochenschwund. So werden zum Beispiel angeborene Knochenkrankheiten wie die Glasknochenkrankheit (Osteogenesis imperfecta) oft mit einer primären Osteoporose verwechselt, obwohl die Diagnosestellung in der Regel sehr einfach ist: eine typische Familiengeschichte und gut erkennbare blaue Skleren (blaue Lederhaut der Augen).

Größte Bedeutung kommt den endokrin bedingten Osteoporosen zu, unter denen nicht selten die symptomarme Schilddrüsenüberfunktion (Hyperthyreose) älterer Patienten übersehen wird. Knochenmetastasen und bösartige Blutkrankheiten wie Leukämie, Plasmozytom und Lymphom können ebenfalls eine Osteoporose verursachen und mit einfachen Blutuntersuchungen entdeckt werden. Auch die Verwechslung der Osteomalazie, bei Kindern als Rachitis (mangelhafte Verkalkung des Knochengewebes) bezeichnet, mit einer Osteoporose ist folgenschwer, da die Osteomalazie nur mit Vitamin-D-Gaben heilbar ist. Bei älteren Patienten tritt häufig eine Mischung von Osteoporose und Osteomalazie (Osteoporomalazie) auf, sodass sich eine grundsätzlich höherdosierte Vitamin-D-Gabe im Alter bewährt hat.

Wann ist eine Knochenbiopsie nötig?

Über 90 Prozent aller Osteoporosepatienten können mit der Knochendichtemessung und wenigen einfachen Untersuchungsmethoden diagnostiziert werden. Es gibt aber immer noch einige Situationen, bei denen eine direkte mikroskopische Untersuchung des Knochengewebes zur Diagnosestellung nötig ist. Dies gilt für alle ungewöhnlich verlaufenden Osteoporosen und insbesondere bei jungen Patienten. Sobald eine Knochenmarkerkrankung oder ein bösartiger metastasierender Prozess vermutet wird, ist eine Knochenbiopsie notwendig. Dies gilt auch für Erkrankungen mit Mineralisationsstörungen wie Vitamin-D-Mangel (Osteomalazie, Rachitis). Die Gewebeprobe wird dabei mittels einer dünnen Nadel aus dem hinteren Beckenkamm entnommen, der Eingriff ist komplikationslos ambulant durchzuführen. Für den bloßen Nachweis eines Knochenschwunds ist eine Biopsie heute aber nicht mehr nötig.

Am Anfang der Osteoporosediagnostik stehen Anamnese, körperliche Untersuchung und DXA-Knochendichtemessung. Knochenumbauparameter im Blut geben Auskunft über die Vorgänge und den Therapieverlauf bei Osteoporose. Mit einigen wenigen Labortests lassen sich zugrunde liegende Krankheiten (»sekundäre Osteoporosen«) erkennen.

VORSORGE – ZEHN TIPPS FÜR POWERKNOCHEN

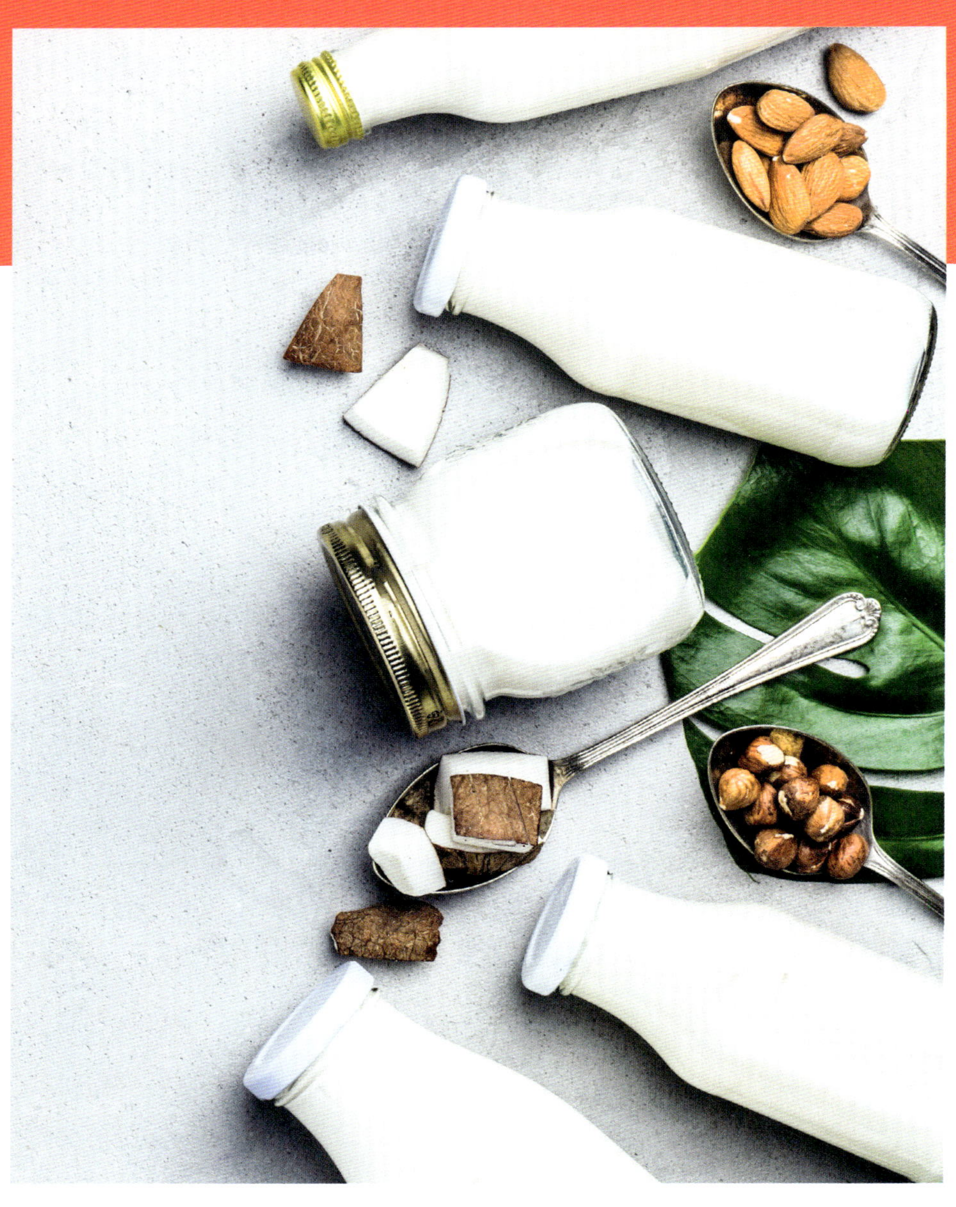

Gehen Sie es an

Zum Erhalt gesunder, stabiler Knochen und zur Vermeidung von Knochenbrüchen dient das folgende Vorsorgeprogramm mit zehn Tipps. Damit können wir die Osteoporose bereits in ihrer Entstehung besiegen. Eine Bedingung muss aber der Patient erfüllen: Er muss den Willen haben, sofort damit anzufangen, und vor allem die Fitnessübungen konsequent und regelmäßig umsetzen.

→ Tipp 1: Für kalzium- und proteinreiche Kost sorgen!

Kalzium ist das wichtigste Mineral zur Verhütung und Behandlung der Osteoporose. Jeder Erwachsene hat über 1 Kilogramm Kalzium im Körper, davon 99 Prozent im Skelett.

Kindheit und Jugend: Die Prävention der Osteoporose beginnt in der Kindheit mit dem Aufbau des Skeletts. Kalziumreiche Kost liefert das Baumaterial, um bis zum 25. Lebensjahr das Erwachsenenskelett mit der maximalen Knochendichte zu vollenden. Kinder und Jugendliche brauchen bis zu viermal mehr Kalzium pro Kilogramm Körpergewicht als Erwachsene.

EMPFOHLENE TÄGLICHE KALZIUMAUFNAHME

ALTERSGRUPPEN	KALZIUM IN MG/TAG
Säuglinge und Kleinkinder	
0–6 Monate	210
6–12 Monate	270
Kinder und Jugendliche	
1–3 Jahre	500
4–8 Jahre	800
9–18 Jahre	1500
Erwachsene	
19–50 Jahre	1200
51 Jahre und älter	1500
Schwangere und Stillende	1500

Schwangerschaft/Stillzeit: Während der Schwangerschaft und in der Stillzeit ist der Bedarf an Kalzium und Vitamin D besonders hoch.

Menopause: Auch nach der Menopause ist es noch nicht zu spät, mit einer knochenbewussten Ernährung zu beginnen, obwohl gerade in dieser Übergangszeit mit dem Abfall des Östrogenspiegels ein dramatischer Knochenschwund einsetzt. Studien haben gezeigt, dass 80 Prozent aller postmenopausaler Frauen mit durchschnittlich 800 Milligramm Kalzium pro Tag zu wenig über die Nahrung aufnehmen. 1500 Milligramm Kalzium täglich sollten in dieser Phase erhöhten Knochenabbaus angestrebt werden. Eine ausreichende Kalziumversorgung ist über eine »knochenfreundliche« Ernährung möglich.

- **Milch und Milchprodukte:** Besonders kalziumreich sind fettarme Trinkmilch und Hartkäse. Je härter der Käse, desto mehr Kalzium enthält er. Vegane Ernährung geht mit einer niedrigen Protein- und Kalziumeinnahme einher und ist daher mit einem erhöh-

Mythen rund um die Milch

Viele Patienten vermeiden Milch und Milchprodukte aufgrund von Missverständnissen. Alle seriösen Ernährungswissenschaftler sind sich aber über die herausragende Bedeutung der Milch als Lieferant für Kalzium und andere wichtige Nahrungsbausteine einig. Folgende Vorurteile hört man immer wieder:

- **»Milch macht fett«:** Eine neue Studie belegt, dass Milchfett Herz-Kreislauf-Erkrankungen nicht begünstigt. Im Gegenteil – junge Frauen, die ihren Kalziumbedarf mit Milchprodukten ausgeglichen haben, waren schlanker und hatten deutlich weniger Gewichtsprobleme. Für Patienten mit Gewichtsproblemen gibt es fettarme Formen von Milch und Käse, Joghurt und Buttermilch, die genauso viel Kalzium enthalten wie normale Milch.
- **»Milch schwächt die Knochen«:** Alle großen Studien konnten zeigen, dass Milch und Milchprodukte eine ideale Quelle für Kalzium und andere Mineralien sind und die Knochen stärken. Die sauren Bestandteile in der Milch (Milchsäure) lösen keinesfalls Mineralien aus den Knochen, sondern erleichtern vielmehr die Kalziumresorption im Darm.
- **»Milch löst Allergien aus«:** Milchallergien sind üblicherweise Reaktionen auf bestimmte Bestandteile der Milch wie zum Beispiel Kasein oder Laktose. Solche Allergien sind aber selten. Sie werden zu 1 bis 3 Prozent bei Kleinkindern beobachtet und verschwinden in der Regel bis zum dritten Lebensjahr. Bei Erwachsenen ist eine Milchallergie wirklich eine Rarität. Laktoseintoleranz wird immer wieder beobachtet; diese Patienten können aber Hartkäse oder Joghurt in kleinen Mengen gut vertragen. In seltenen schweren Fällen stehen laktosereduzierte Milch oder kalziumangereicherte Fruchtsäfte als Alternative zur Verfügung.
- **»Milch ist voll mit Antibiotika und Hormonen«:** Bisher wurden nur extrem geringe Konzentrationen von Hormonen oder Antibiotika gemessen, die aber keine gesundheitsschädlichen Wirkungen zeigten. Bestimmte Hormone kommen als natürlicher Bestandteil der Milch – wie auch in der Muttermilch – vor und sind sicher nicht gesundheitsschädlich. In Zukunft werden besorgte Patienten immer mehr auf »Biomilch« ausweichen können.

KALZIUMGEHALT IN GEBRÄUCHLICHEN KALZIUMPRÄPARATEN

Kalziumsalz	Kalzium/1000 mg Kalziumsalz	Kalziumanteil
Kalziumkarbonat	400 mg	40,0 %
Kalziumphosphat	388 mg	38,8 %
Kalziumlaktat	184 mg	18,4 %
Kalziumglukonat	93 mg	9,3 %
Kalziumzitrat	241 mg	24,1 %

ten Osteoporoserisiko verbunden. Kalziumzufuhr über die Nahrung verursacht kein höheres kardiovaskuläres Risiko (zum Beispiel Arterienverkalkung, Herzinfarkt).

- **Mineralwasser:** Ein Mineralwasser mit hohem Kalziumgehalt trägt ebenfalls zu einer positiven Kalziumbilanz bei. Die Kalziumwerte können im Wasser sehr unterschiedlich sein und können je nach Hersteller und Marke von 10 bis 650 Milligramm pro Liter reichen.
- **Kalziumtabletten:** Eine zusätzliche Zufuhr in Form von Kalziumtabletten soll nur in Absprache mit dem Arzt erfolgen. Bei Verwendung von 500 Milligramm Kalziumkarbonat werden nur 200 Milligramm Kalzium aufgenommen. Die beste Resorption wird mit Kalziumzitrat erzielt, da diese Verbindung keine Magensäure benötigt. Zudem schützt Kalziumzitrat gegen die Bildung von Nierensteinen und beeinträchtigt nicht die Eisenresorption.
- **Magnesium** und viele andere **Spurenelemente** sind ebenso für die Knochengesundheit notwendig. Auch **Protein** ist ein notwendiger Nahrungsbestandteil für ein gesundes Skelett und besonders wichtig im höheren Alter.

→ Tipp 2: Ausreichende Vitaminzufuhr sicherstellen!

Vitamin D: Zugabe von Vitamin D erhöht den Aufbau stabiler Knochen durch bessere Resorption von Kalzium und Phosphat aus dem Darm und durch bessere Reifung und Mineralisation der Knochengrundsubstanz. 800 bis 2000 Internationale Einheiten (IE) werden täglich für einen gesunden Knochen gebraucht. Ein tägliches Sonnenbad von 15 Minuten wäre nötig, um diese Vitaminmenge selbst zu produzieren. Die heutigen Lebensverhältnisse, die Verwendung von Sonnenschutzcremes sowie die Angst vor Hautkrebs verhindern das Erreichen dieses Ziels. Hinzu kommt, dass im Alter die Fähigkeit zur Umsetzung des Sonnenlichts in Vitamin D um mehr als die Hälfte nach-

lässt. Ein schwerer Vitamin-D-Mangel mit der klinischen Folge einer Osteomalazie darf daher nicht übersehen oder sogar fälschlicherweise in der Knochendichtemessung als »schwere Osteoporose« diagnostiziert werden.
Andere Vitamine sind ebenso für einen gesunden Knochen wichtig. Vitamin C wird für die Reifung des Kollagens benötigt, stimuliert die knochenaufbauenden Zellen und begünstigt die Kalziumresorption. 60 Milligramm Vitamin C sind die empfohlene tägliche Mindestmenge. Zu den Top-10-Vitamin-C-Lieferanten zählen roter Paprika, Erdbeeren, Zitrusfrüchte oder Grünkohl.

Vitamin K: Dieses Vitamin ist wichtig bei der Blutgerinnung, es spielt jedoch auch eine wesentliche Rolle bei der Bildung des Osteocalcins, einem Baustein der Knochengrundsubstanz. Vitamin K vermittelt das Anheften des Kalziums an die Knochenmatrix. Auch bei der Frakturheilung ist dieses Vitamin nötig und sollte in einer Menge von rund 80 bis 200 Mikrogramm täglich zugeführt werden. Ein hoher Anteil dieses Vitamins findet sich in dunkelgrünen Gemüsesorten.

Vitamin B_{12} und Folsäure: Diese Vitamine sind nicht nur für die Blutbildung, sondern auch für gesunde Knochen wichtig. Der Bedarf an Vitamin B_{12} wird vor allem durch Fleisch, Fisch und Milchprodukte abgedeckt, während Folsäure in Hülsenfrüchten, grünem Gemüse und Vollkornprodukten zu finden ist. Sorgen Sie deshalb unbedingt dafür, dass davon regelmäßig etwas auf Ihrem Teller landet.

→ Tipp 3: Auf regelmäßige Bewegung achten!

Wer die Knochen stabil halten will, muss sie auch benutzen. Bewegung stärkt nicht nur die Knochen, sondern auch Gelenke und Muskeln. Wer körperlich fit ist, behält die Sicherheit beim Gehen und die Koordination. Körperliche Aktivität fördert die Durchblutung und damit einen stabilen Blutdruck. Der Patient neigt weniger zu Schwindelattacken, einer häufigen Ursache von Stürzen. Alle Personen, die regelmäßig körperlich trainieren, haben auch kürzere Erholungs- und Schmerzzeiten im Falle eines Knochenbruchs. Mit dem Training muss man es nicht übertreiben, aber es muss regelmäßig erfolgen (idealerweise 30 Minuten Training drei- bis fünfmal die Woche). »Ich bin zu alt für ein körperliches Training« gilt nicht – Alter ist kein limitierender Faktor. Ein angepasstes Trainingsprogramm sollte in der Gruppe stattfinden und Spaß machen. Muskelaufbau bedeutet Knochenaufbau; die besten Übungen für die Knochen und die Koordination sind gegen die Schwerkraft gerichtet: Treppensteigen, Bergwanderungen, vorsichtiges Gewichtheben, Sprungübungen, Tanzen, Laufen und Nordic Walking.

→ Tipp 4: Stürze vermeiden!

Rund 30 Prozent der älteren Menschen stürzen mindestens einmal pro Jahr, die Hälfte davon mehrmals. Bei Personen in Alters- und Pflegeheimen liegt der Prozentsatz noch höher. In 2 bis 5 Prozent führen solche Stürze zum Knochenbruch. Das Frakturrisiko ist bei Osteoporosepatienten aufgrund der geringen Knochenfestigkeit besonders hoch, daher ist gerade bei diesen Patienten die Sturzprophylaxe besonders wichtig. Mit einer gründlichen Anamnese lassen sich die wesentlichen Risikofaktoren für einen Sturz erheben:

- Muskelschwäche und Mobilitätsbeeinträchtigung,
- Gang- und Balancedefizite,
- Hilfsmittelgebrauch,
- Arthrose,
- Sehprobleme,
- Depression,
- kognitive Defizite,
- Angst vor dem Fallen.

Wesentliche Maßnahmen zur Senkung des Sturz- beziehungsweise Frakturrisikos sind:

- Medikamentenanpassung,
- Verhaltenstraining,
- Mobilitätsverbesserung,
- Reaktionstraining,
- Optimierung des häuslichen Umfeldes,
- Optimierung der Hilfsmittelversorgung und
- Hüftprotektoren.

Ein Vitamin-D-Defizit fördert ebenfalls das Auftreten von Stürzen und von Hüftfrakturen, verursacht durch gestörte Koordination und Muskelschwäche. Weitere gesundheitliche Störungen und »Stolpersteine« im Umfeld des Patienten, die bei bestehender Osteoporose das Frakturrisiko erhöhen: schlaffe Muskulatur, Koordinationsstörungen, ungeschickte Bewegungen, fehlende oder verzögerte Schutzreaktionen beim Fallen, Aufregung und fahrige Bewegungen, Schwindel, kurze Ohnmachtsanfälle, Parkinsonismus, Müdigkeit (auch medikamentös bedingt), Sehstörungen und Alkoholkonsum. Insbesondere beruhigende, angstlösende, antidepressiv wirkende und blutdrucksenkende Medikamente sowie Schlafmittel verursachen ein höheres Fallrisiko und eine

Verringerung des Schutzreflexes beim Fallen. Hinzu kommen, wie bereits erwähnt, Stolperfallen in der Wohnung wie Telefonkabel, Treppen, Teppichkanten, fehlende Haltegriffe oder fehlende rutschfeste Beläge im Bad und – mit besonderer Relevanz – eine schlechte Ausleuchtung der Räume.

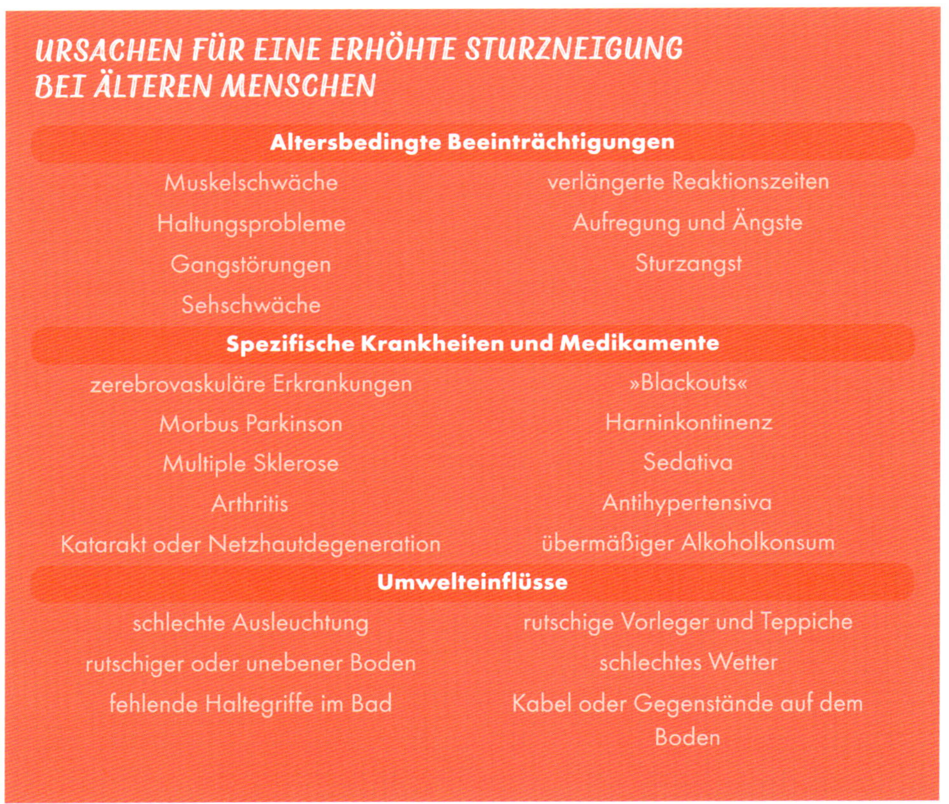

URSACHEN FÜR EINE ERHÖHTE STURZNEIGUNG BEI ÄLTEREN MENSCHEN

Altersbedingte Beeinträchtigungen	
Muskelschwäche	verlängerte Reaktionszeiten
Haltungsprobleme	Aufregung und Ängste
Gangstörungen	Sturzangst
Sehschwäche	
Spezifische Krankheiten und Medikamente	
zerebrovaskuläre Erkrankungen	»Blackouts«
Morbus Parkinson	Harninkontinenz
Multiple Sklerose	Sedativa
Arthritis	Antihypertensiva
Katarakt oder Netzhautdegeneration	übermäßiger Alkoholkonsum
Umwelteinflüsse	
schlechte Ausleuchtung	rutschige Vorleger und Teppiche
rutschiger oder unebener Boden	schlechtes Wetter
fehlende Haltegriffe im Bad	Kabel oder Gegenstände auf dem Boden

→ Tipp 5: Das Rauchen einstellen!

Wir haben es im wahrsten Sinne des Wortes selbst in der Hand, mit dem Rauchen aufzuhören und damit das Osteoporoserisiko um die Hälfte zu senken. Frauen, die täglich eine Schachtel Zigaretten rauchen, haben in der Menopause 10 Prozent weniger Knochenmasse als Nichtraucherinnen. Studien zeigen, dass Raucher besonders häufig und früh Wirbelkörper- und Hüftfrakturen erleiden und eine verzögerte Frakturheilung haben.

Die sechs wichtigsten Risikofaktoren für Hüftfrakturen sind:

- Rauchen,
- Frakturen in der (Familien-)Anamnese,
- niedrige Knochendichte im proximalen Femur (hüftgelenksnaher Oberschenkelknochen),
- Untergewicht,
- Sturzneigung,
- Vitamin-D- und Proteinmangel.

Rauchen schädigt den Knochen auf vielfache Weise:

- verminderte Produktion von Östrogen bei der Frau,
- gesteigerter Abbau des Östrogens in der Leber,
- verminderte Produktion von Testosteron beim Mann,
- verminderte Umwandlung der adrenalen Androgene in Östrogen,
- Schädigung des Knochens und der Knochenzellen durch eine Vielzahl von toxischen Substanzen,
- verminderte Durchblutung der Knochen/des Knochenmarksystems,
- Beeinträchtigung der Lungenfunktion mit verminderter Sauerstoffaufnahme.

→ Tipp 6: »Knochenräuber« in der Nahrung eliminieren!

Es gibt eine Reihe von »Knochenräubern«, die nicht sofort als schädlich erkannt werden und gerade deshalb – und vor allem im Zusammenspiel – die Knochensubstanz schwinden lassen.

Alkohol: Hoher Alkoholkonsum hemmt die Resorption wichtiger Baustoffe und schädigt die Leber, ein wichtiges Organ für die Aktivierung von Vitamin D. Alkohol schädigt auch direkt die Knochenzellen. Alkoholiker haben ferner Testosteronmangel, der zur Osteoporose beiträgt. Geringer Alkoholkonsum hingegen kann sogar die Knochendichte anheben und das Frakturrisiko senken.

Koffein: Koffein bewirkt eine gesteigerte Ausscheidung von Kalzium über den Urin. Vor allem bei Personen mit niedriger Kalziumaufnahme wirkt sich das besonders deutlich aus. Wer den Kaffeekonsum nicht einschränken will, kann zum Ausgleich der durch den Kaffeekonsum entstehenden negativen Kalziumbilanz auf jede Tasse Kaffee eine Tasse Milch zusätzlich trinken. Bei Cola-Getränken sind das Phosphat und der Zucker das größere Übel.

Zucker: In den letzten 100 Jahren hat unser Zuckerkonsum um das 1000-Fache zugenommen. Ungefähr die Hälfte der Kohlenhydrataufnahme wird heute mit Zucker abgedeckt. Zucker ist ein reiner Kalorienlieferant, liefert also keine wertvollen Nährstoffe oder Vitamine. Im Gegenteil, die Weiterverarbeitung des Zuckers in unserem Körper verbraucht viele wichtige Vitamine und erhöht die Ausscheidung wertvoller Nährstoffe wie Kalzium, Magnesium und anderer Mineralien über die Niere. Ferner behindert Zucker die Kalziumaufnahme im Darm und stimuliert die Säureproduktion im Magen, ein weiterer Knochenräuber. Vor allem die Kombination von Koffein, Phosphat und Zucker, zum Beispiel im stark gezuckerten schwarzen Kaffee oder in zuckerhaltigen Softdrinks, sind wahre »Knochenfresser«.

Übersäuerung: Unser Körper wird überschwemmt von Säuren, die entweder im Körper selbst gebildet (Milchsäure, Kohlensäure) oder über die Nahrung (Eiweiß, Zucker, Fette) im Übermaß zugeführt werden. Unsere Knochen beherbergen eine große Menge alkalischer Salze wie Kalzium, Kalium, Natrium und Magnesium, die sofort mobilisiert werden, um anflutende Säuren im Blut zu neutralisieren. Das Zusammenspiel zwischen einem sauren pH-Wert und Osteoporose ist bekannt und er wird im Rahmen einer effizienten Verhütung der Osteoporose immer bedeutender. In diesem Zusammenhang ist der Konsum von basenreichem Gemüse und Obst umso wichtiger, um dem Körper zusätzlich zu den Vitaminen auch neutralisierende Basen zuzuführen. Neben den kalziumreichen Milchprodukten ist daher auch der Genuss von Gemüse und Obst zur Neutralisierung der Säure wichtig.

→ Tipp 7: Auf das ideale Körpergewicht achten!

»Dünne Frauen – dünne Knochen.« Alle großen Osteoporosestudien zeigen den Zusammenhang zwischen Osteoporose und niedrigem Körpergewicht. Untergewichtige Menschen konsumieren zu wenige Kalorien. Es fehlt ihnen in der Folge an Ballaststoffen für ihre Knochen. Das Risiko proximaler Femur- und Radiusfrakturen ist im Falle einer Gewichtsabnahme von 10 Prozent um das Zweifache erhöht. Ein erfolgreiches Knochenaufbauprogramm muss daher den ganzen Körper umfassen und die Ernährung mit ausreichenden Ballast- und Nährstoffen miteinbeziehen.

→ Tipp 8: Knochenschädigende Medikamente erkennen!

Einige Medikamente verursachen eine schwere Osteoporose, wenn sie über längere Zeit in Tablettenform oder als Infusion verabreicht werden:

Glukokortikoide: Dazu gehören alle vom Kortison abgeleiteten Substanzen, zum Beispiel Prednison und Dexamethason. Nicht gefährlich für den Knochen ist dagegen eine kurze lokale Anwendung der Kortisonderivate in Form von Salben oder Sprays.

Schilddrüsenhormone: Diese werden zur Verhütung einer Struma oder zur Behandlung einer Hypothyreose eingesetzt. Man sollte jedoch eine Überdosierung vermeiden, die über einen längeren Zeitraum ebenfalls eine Osteoporose mit Frakturen verursachen kann.

Antikoagulanzien: Auch Antikoagulanzien wie Heparin oder Marcumar können bei langjähriger Einnahme schwere Osteoporosen verursachen.

Antiepileptika: Ebenso bewirken verschiedene Antiepileptika, zum Beispiel Carbamazepin, Knochenverlust und/oder Mineralisationsstörungen.

Weitere knochenschädigende Medikamente: Eine lange Liste von Medikamenten wie Antidepressiva, Lithium, Schleifendiuretika, Glitazone, Antibiotika wie Isoniazid, aluminiumhaltige Antazida, Protonenpumpenhemmer, Aromatasehemmer und Zytostatika wirkt bei längerer Einnahme knochenschwächend.

Alle Medikamente eines Patienten müssen auf ihre Knochenschädlichkeit überprüft werden. Ist dies der Fall, so kann man diagnostische und vorsorgende Schritte einleiten, ohne auf eines der notwendigen Medikamente verzichten zu müssen.

→ Tipp 9: Knochenschädigende Krankheiten erkennen!

Erkrankungen in nahezu allen medizinischen Disziplinen können mit Knochenschwund und einem erhöhten Frakturrisiko einhergehen. Einige Krankheitsgruppen mit hohem Osteoporoserisiko sind:

Chronische Polyarthritis: Diese Erkrankung ist wohl der wichtigste Vertreter derjenigen chronischen Krankheiten, die bisher über die Jahre immer eine Osteoporose mit Frakturen verursacht haben. Betroffene Patienten müssen in vielen Fällen Kortisonpräparate einnehmen, sind häufig in der Bewegung eingeschränkt und leiden an Untergewicht.

Chronische Niereninsuffizienz: Bei Nierenkrankheiten mit Einschränkung der Nierenfunktion und bei Nierensteinleiden müssen bei Kontrolluntersuchungen immer auch der Kalzium- und Phosphathaushalt sowie der Vitaminstoffwechsel abgeklärt und wenn nötig behandelt werden (Ausschluss: Osteomalazie und Hyperparathyreoidismus, der sich auf den Kalziumspiegel auswirkt).

Chronische Lungenerkrankungen: Hier erhöhen insbesondere chronische Bronchitis und Emphysem das Osteoporoserisiko. Hinzu kommt, dass das Risiko durch einige Medikamente zur Behandlung dieser Krankheiten zusätzlich erhöht wird.

Chronische Herzinsuffizienz: Diese Krankheit führt über Bewegungseinschränkung und sekundären Hyperparathyreoidismus zu erhöhtem Knochenabbau. Deshalb sollten bereits im Vorfeld einer geplanten Herztransplantation mit vorausgegangener monatelanger Immobilisation und Medikation moderne Bisphosphonate zur Stärkung des Knochens eingesetzt werden.

Diabetes mellitus: Dieses Leiden stellt ebenfalls ein erhebliches Osteoporoserisiko dar. Der Insulinmangel führt zu einem erhöhten Knochenabbau und gleichzeitig zu einer verminderten Produktion von Kollagen. Betroffen sind vor allem oral eingestellte Diabetespatienten. Zusätzlich stehen bestimmte Antidiabetika (Glitazone) unter Verdacht, Osteoporose zu erzeugen.

Entzündliche Darmerkrankungen und Magen-/Darmoperationen: Diese Erkrankungen/Eingriffe führen zu einer verminderten Aufnahme von Kalzium und Vitamin D. Bei betroffenen Patienten sollte besonders auf eine ausreichende Ernährung und Vitaminzufuhr geachtet werden.

→ Tipp 10: Fröhlichkeit bewahren!

Wir wissen heute, dass die Knochengesundheit auch vom Gehirn über nervale, hormonelle und humorale Signalwege gesteuert wird. Außerdem ist das Knochengewebe von einem dichten Netz von Nervenfasern durchzogen, die die Knochendurchblutung und den Knochenumbau steuern. Frohsinn macht nicht nur das Leben leichter, sondern liefert auch einen wichtigen Beitrag zur Knochengesundheit. Ein fröhlicher, aktiver Mensch hat statistisch gesehen auch festere Knochen und eine stärkere Muskulatur als ein depressiver, inaktiver Mensch. Der Knochen ist kein starres Material, sondern lässt sich leicht beeinflussen – er ist auch ein Spiegel des Gemütes und der Seele.

Die sechs wichtigen Schritte zur Bewahrung gesunder Knochen

- Rauchen Sie nicht und pflegen Sie einen gesunden Lebensstil!
- Seien Sie körperlich und geistig aktiv!
- Essen Sie protein- und kalziumreich!
- Nehmen Sie regelmäßig Vitamin D ein!
- Denken Sie positiv und seien Sie optimistisch!
- Gehen Sie – je nach Risikoprofil – zur DXA-Knochendichtemessung! Die Osteoporose ist ein stiller Dieb und bleibt lange unerkannt, bis er sich mit Knochenbrüchen verrät.

REZEPTE – POWERFOOD FÜR POWERKNOCHEN

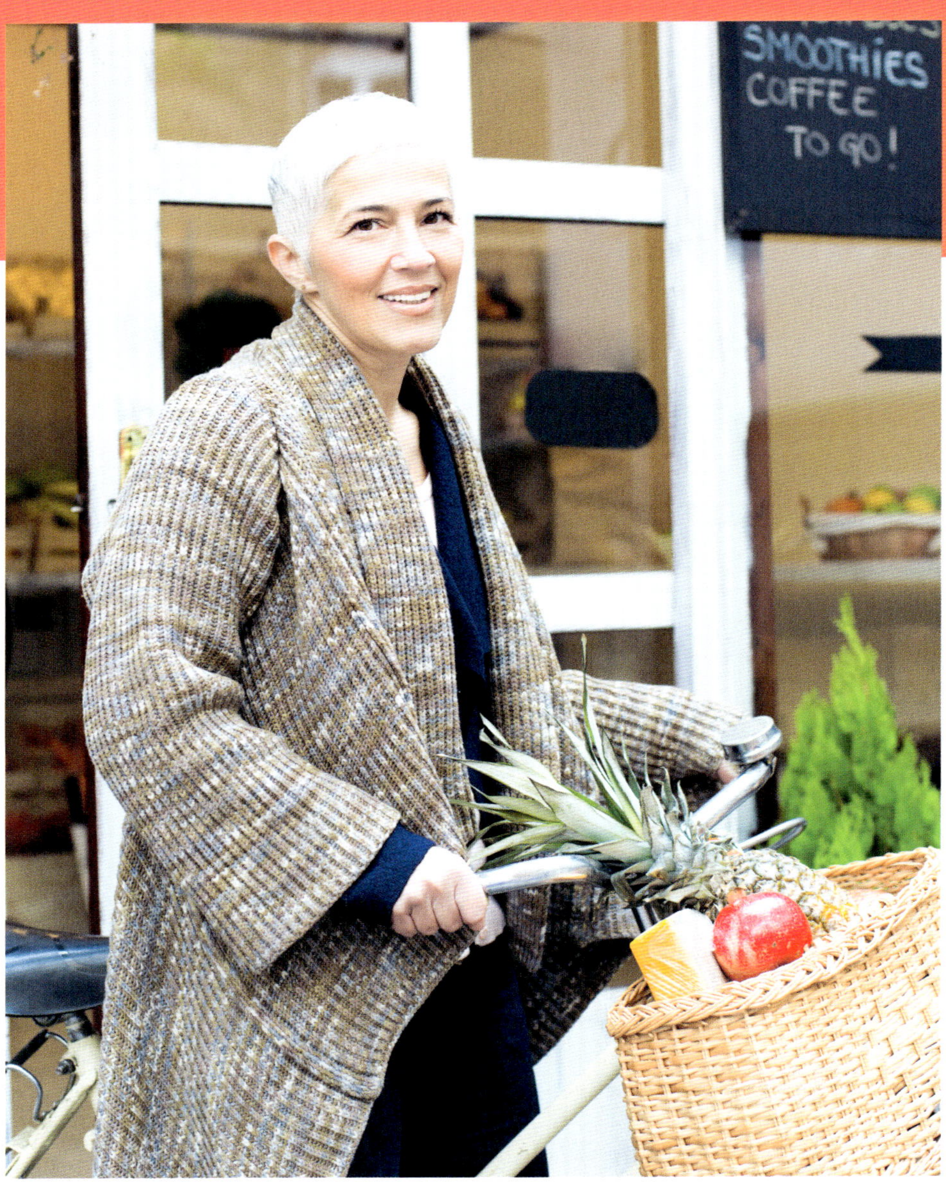

Knochenfreundliche Ernährung – aber bitte mit Genuss!

Osteoporose gehört zu den ernährungsabhängigen Erkrankungen, die durch eine entsprechende Kost in ihrer Entstehung beeinflusst werden kann. Überprüfen Sie also Ihren Essstil: mehr Gemüse, mehr Fisch, mehr Milchprodukte; meiden Sie Süßes und Fettreiches. Gesundheitsbewusste Ernährung ist knochenbewusste Ernährung – und sie kann auch ein Genuss sein!

Frisch und knackig

Salat »Italia« (für 2 Personen)

100 g Rucola • 100 g Champignons • 2 EL Olivenöl • 1 EL Aceto balsamico • Jodsalz • frisch gemahlener Pfeffer aus der Mühle • 10 Kirschtomaten • 50 g Pecorino oder Parmesan

Rucola waschen, abtropfen lassen und grob zerkleinern, Champignons waschen, putzen und in Scheiben schneiden. Aus Öl, Essig, Salz und Pfeffer eine Marinade anrühren und über den Salat geben. Den Salat auf Tellern anrichten, Tomaten halbieren und rings um den Salat legen. Mit dem grob geriebenen Käse bestreuen.

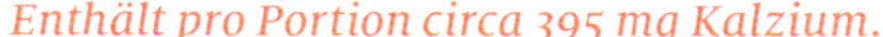

Enthält pro Portion circa 395 mg Kalzium.

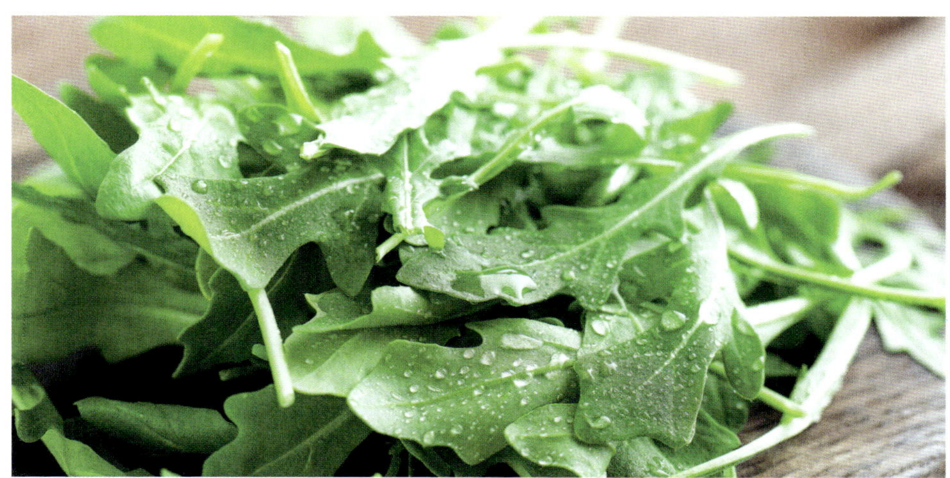

Fitnesssalat (für 4 Personen)

250 g Emmentaler • 2 rote Paprikaschoten • ½ Salatgurke • 1 Bund Radieschen • 5 Lauchzwiebeln • 2 EL Sonnenblumenöl • 1 EL Essig • Jodsalz • frisch gemahlener Pfeffer aus der Mühle

Käse in kleine Würfel schneiden. Gemüse waschen, putzen und würfeln. Aus Öl, Essig, Salz und Pfeffer eine Marinade anrühren und alle Zutaten mischen. Gut durchziehen lassen.

Enthält pro Portion circa 730 mg Kalzium.

Bunte Frühlingsrohkost mit Dip (für 6 Personen)

370 g Romanasalat • 3 mittelgroße Möhren • 1 Knolle Fenchel (circa 350 g) • 1 Staude Bleichsellerie • 2 Zucchini • 3 Tomaten • 1 mittelgroße Zwiebel • 2 Eigelb • 2 EL mittelscharfer Senf • 1 Becher saure Sahne • 3 EL Apfelessig • ½ TL Honig • Jodsalz • frisch gemahlener Pfeffer aus der Mühle • 1 Schalotte

Salat und Gemüse waschen, putzen und in Streifen beziehungsweise Achtel schneiden. Für den Dip die Eigelbe, Senf und saure Sahne gründlich miteinander verrühren und mit Apfelessig, Honig, Salz und Pfeffer abschmecken. Die gewaschene Schalotte fein hacken und dazugeben. Den Dip in Portionsschälchen füllen und zu dem Gemüse servieren.

Enthält pro Portion circa 175 mg Kalzium.

Warme Gerichte

Brokkoligratin (für 3 Personen)

600 g Brokkoli • 400 g mehligkochende Kartoffeln • Jodsalz • frisch gemahlener Pfeffer aus der Mühle • 1 Messerspitze geriebene Muskatnuss • 250 ml Milch (1,5 % Fett) • 1 Becher Sahne • 100 g geriebener Gouda oder Bel Paese

Brokkoli gründlich waschen, putzen und in mundgerechte Stücke schneiden. Kartoffeln waschen, schälen und in dünne Scheiben hobeln. Das Gemüse in eine feuerfeste Ofenform schichten, mit Salz, Pfeffer und Muskatnuss würzen. Die Milch mit der Sahne verrühren und über das Gemüse gießen. Den geriebenen Käse daraufstreuen. Im Backofen bei 200 °C (Gas Stufe 3–4) etwa 45 Minuten lang garen, bis der Käse goldbraun geworden ist.

Enthält pro Portion circa 565 mg Kalzium.

Paprikaboote (für 2 Personen)

2 rote Paprikaschoten • 150 g Mozzarella • 250 g Tomaten • 4 Blätter frisches Basilikum • 70 g geriebener Parmesan • 50 g Joghurt (3,5 % Fett) • Jodsalz • frisch gemahlener Pfeffer aus der Mühle

Paprikaschoten waschen, längs halbieren und putzen. Mozzarella würfeln, Tomaten waschen, Stielansätze herausschneiden und ebenfalls würfeln. Basilikum waschen und fein schneiden. Mit geriebenem Parmesan und Joghurt vermischen, mit Salz und Pfeffer würzen. Die Masse in die Paprikahälften füllen. Für 15 Minuten bei 200 °C (Gas Stufe 3–4) überbacken.

Enthält pro Portion circa 785 mg Kalzium.

Hähnchencurry (für 4 Personen)

3 große Zwiebeln • 4 große Möhren • 2 Äpfel • 500 g Hähnchenbrustfilet • 2 EL Olivenöl • 1 EL Curry • Jodsalz • frisch gemahlener Pfeffer aus der Mühle • 1 EL Zucker • 1 EL Instanthühnerbrühe |2 EL Rosinen • ½ TL Zimt

Zwiebeln abziehen und klein hacken, Möhren und Äpfel waschen, schälen und in Streifen schneiden. Hähnchenfleisch unter fließendem Wasser abspülen, trocken tupfen und ebenfalls in Streifen schneiden. Alles in Olivenöl kräftig anbraten, den Curry daruntermischen, mit Salz und Pfeffer abschmecken. Den Zucker dazugeben und karamellisieren lassen. Mit 5 EL Wasser ablöschen. Instantbrühe darüberstreuen und unterrühren. Die Rosinen zugeben, mit Zimt abschmecken. Alles circa 20 Minuten lang bei geringer Hitze kochen lassen. Als Beilage zum Hähnchencurry passt am besten Reis.

Enthält pro Portion circa 80 mg Kalzium.

Tomaten-Kräuter-Nudeln mit Knoblauch (für 4 Personen)

250 g grüne Bandnudeln • Jodsalz • 1 EL Olivenöl • 500 g Tomaten • 1 Knoblauchzehe • 2 Blätter Salbei • 1 Bund Petersilie • 3 Eier • 1 Becher Sahne • 200 g geriebener Edamer • Cayennepfeffer • 25 g Butter

Nudeln in Salzwasser bissfest kochen, abgießen und mit dem Olivenöl vermengen. Tomaten waschen, die Stielansätze herausschneiden, das Fruchtfleisch würfeln. Die Knoblauchzehe abziehen, Salbei und Petersilie waschen und alles fein hacken. Nudeln mit Tomatenwürfeln, Knoblauch und Kräutern mischen. Die Eier gründlich mit der Sahne verschlagen, den geriebenen Edamer unterrühren, die Sauce mit Cayennepfeffer abschmecken. Nudeln in eine feuerfeste Form schichten und mit der Sauce übergießen. Die Butter in Flöckchen dazugeben. Den Auflauf bei 200 °C (Gas Stufe 3–4) etwa 40 Minuten lang überbacken.

Enthält pro Portion circa 515 mg Kalzium.

Käseauflauf (für 4 Personen)

4 Eier • 60 g Mehl • 250 g Sahne • 250 ml Milch (1,5 % Fett) • 250 g geriebener Käse (Emmentaler, Edamer, Tilsiter oder Gouda) • Jodsalz • frisch gemahlener Pfeffer aus der Mühle • 1 Prise Paprikapulver

Eier trennen. Mehl mit der Sahne, Milch und den Eigelben gründlich verrühren, den geriebenen Käse zugeben. Mit Salz, Pfeffer und Paprikapulver abschmecken. Eiweiß zu sehr steifem Schnee schlagen und vorsichtig unter die Masse heben. Alles in eine gefettete Auflaufform füllen und für 10 Minuten bei 150 °C (Gas Stufe 1), dann für etwa 20 Minuten bei 210 °C (Gas Stufe 4) goldbraun überbacken.

Enthält pro Portion circa 850 mg Kalzium.

Gefüllte Auberginen (für 4 Personen)

2 mittelgroße Auberginen • Saft von 1 Zitrone • 1 Bund Frühlingszwiebeln • 250 g Champignons • 1 EL Sonnenblumenöl • 1 Bund Petersilie • Jodsalz • frisch gemahlener Pfeffer aus der Mühle • 1 Prise körnige Hefewürze • 2 EL Vollkornsemmelbrösel • 3 EL Sahne • 100 g Mozzarella • 2 EL Sonnenblumenkerne

Gewaschene Auberginen der Länge nach durchschneiden, die 4 Hälften aushöhlen. Innen mit Zitronensaft beträufeln. In wenig Wasser circa 10 Minuten lang dünsten und dann beiseitestellen. Auberginenfleisch klein schneiden. Frühlingszwiebeln abziehen, Pilze putzen, beides würfeln. In heißem Öl andünsten. Petersilie waschen, klein hacken und dazugeben, ebenso Salz, Pfeffer, Hefewürze, Semmelbrösel und Sahne. Alles kurz aufkochen lassen. Mozzarella in Würfel schneiden und untermischen. Auberginenhälften mit dieser Masse füllen und in eine gefettete Auflaufform setzen. Mit den

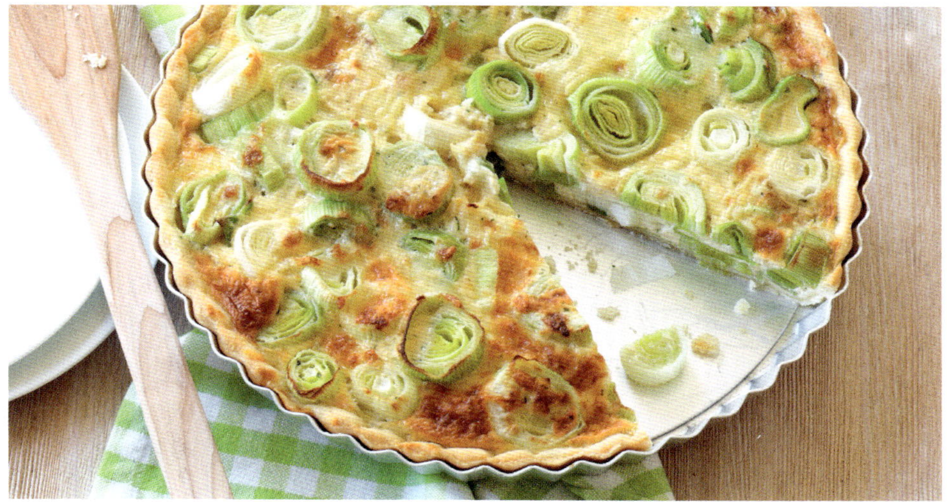

Sonnenblumenkernen bestreuen und bei 220 °C (Gas Stufe 4–5) etwa 20 Minuten lang überbacken.

Enthält pro Portion circa 200 mg Kalzium.

Lauchtorte (für 4 Personen)

300 g Vollkornmehl • 250 g Speisequark • 5 EL Sonnenblumenöl • 4 Stangen Lauch • 3 Eier • 300 g saure Sahne • Jodsalz • frisch gemahlener Pfeffer aus der Mühle • 1 Messerspitze geriebene Muskatnuss

Mehl, Quark und Öl zu einem glatten Teig verkneten. Eine gefettete Springform damit auslegen, Teigränder gut andrücken. Lauch waschen, putzen, in Ringe schneiden, in wenig Öl in einer Pfanne andünsten und auf dem Teig verteilen. Eier und saure Sahne miteinander verquirlen, mit Salz, Pfeffer und Muskatnuss würzen. Die Masse über den Lauch gießen. Lauchtorte bei 200 °C (Gas Stufe 3–4) circa 45 Minuten lang überbacken.

Enthält pro Portion circa 310 mg Kalzium.

Fenchel mit Mozzarella (für 4 Personen)

2 Fenchelknollen (circa 700 g) • 4 EL Wasser • 1 Zwiebel • 1 Knoblauchzehe • 500 g Tomaten • frische gemischte Kräuter • 1 EL Sonnenblumenöl • 125 g Mozzarella

Fenchel waschen, putzen, halbieren und in fingerdicke Scheiben schneiden. Mit Wasser in einen Topf geben und circa 15 Minuten lang garen. Mit einem Schaumlöffel herausnehmen und in eine Auflaufform geben. Zwiebel und Knoblauch abziehen und fein hacken, gewaschene Tomaten würfeln, mit den klein gehackten Kräutern zum Zwiebel-Knoblauch-Gemisch geben und alles im heißen Öl dünsten, bis eine Sauce entsteht. Die Sauce über den Fenchel geben, Mozzarella abtropfen lassen, in Scheiben schneiden und darauflegen. Im Ofen bei 200 °C (Gas Stufe 3–4) etwa 15 Minuten lang überbacken. Dieses Gericht eignet sich besonders gut als Vorspeise oder auch als Beilage zu Fleisch- und Fischzubereitungen.

Enthält pro Portion circa 330 mg Kalzium.

Goldbarschfilet mit Joghurtsauce (für 2 Personen)

2 EL Mehl • Jodsalz • frisch gemahlener Pfeffer aus der Mühle • ½ TL frischer Thymian • 1 Ei • 40 g Semmelbrösel • 2 Goldbarschfilets (je circa 200 g) • 3 EL Zitronensaft • 2 EL Olivenöl • 1 große Tomate • 1 Salatgurke • ½ Fenchelknolle • 1 Bund Schnittlauch • 300 g Joghurt (1,5 % Fett) • 100 g saure Sahne

Für die Panade das Mehl mit je 1 Prise Salz und Pfeffer sowie dem Thymian auf einem Teller vermischen. Ei in einem weiteren Teller verquirlen. Semmelbrösel ebenfalls auf einen Teller geben. Die abgewaschenen und trocken getupften Fischfilets beidseitig mit Zitronensaft beträufeln, zunächst im Mehl, dann im Ei und zuletzt auf jeder Seite 2-mal in den Semmelbröseln wenden. Öl in einer Pfanne heiß werden lassen und die Filets bei mittlerer Hitze pro Seite circa 5 Minuten lang braten. In der Zwischenzeit das gewaschene und geputzte Gemüse sowie den Schnittlauch fein zerkleinern. Alles mit Joghurt, saurer Sahne, Salz und Pfeffer verrühren. Die Sauce zu den Fischfilets servieren. Zu diesem Gericht passen Pellkartoffeln oder frisches Vollkornbaguette.

Enthält pro Portion circa 470 mg Kalzium.

Käsespätzle (für 4 Personen)

500 g Mehl • 2 Prisen Jodsalz • 4 Eier • circa ¼ l Wasser • 300 g Zwiebeln • 25 g Butter • 1 EL Sonnenblumenöl • 250 g geriebener Emmentaler • frisch gemahlener Pfeffer aus der Mühle

Für den Spätzleteig das Mehl mit Salz, den Eiern und so viel Wasser verrühren, dass eine zähflüssige Masse entsteht; der Teig muss beim Schlagen Blasen werfen. Zuge-

deckt circa 30 Minuten lang ruhen lassen. In der Zwischenzeit Zwiebeln abziehen, halbieren und in Würfel schneiden. Butter und Öl in einer Pfanne erhitzen, bis die Butter zerlaufen ist. Die Zwiebelwürfel darin bei schwacher Hitze in circa 20 Minuten weich und goldbraun dünsten; dabei mehrmals wenden. Für die Spätzle reichlich Wasser zum Kochen bringen. Den Teig nach und nach in einen Spätzlehobel geben und in das sprudelnd kochende Wasser streichen. Die Spätzle sind gar, wenn sie an die Oberfläche steigen. Die jeweils fertigen Spätzle mit einem Schaumlöffel aus dem Wasser nehmen und gut abtropfen lassen. Nun abwechselnd eine Schicht Spätzle, geriebenen Emmentaler und Zwiebeln in eine vorgewärmte Schüssel geben und jeweils mit etwas Pfeffer bestreuen. Zum Schluss alles gut durchmengen und rasch servieren.
Als Beilage passt ein bunter Salat der Saison besonders gut.

Enthält pro Portion circa 765 mg Kalzium.

Snacks für zwischendurch

Powerbrötchen (für 1 Person)

1 Scheibe Vollkornbrot • 30 g Ziegenkäse • 1 frische Feige • 1 TL gehackte Walnüsse

Vollkornsemmel halbieren und mit Käsescheiben belegen. Feige schälen, in Scheiben schneiden und auf der Semmel verteilen. Mit Nüssen bestreuen.

Enthält 380 mg Kalzium.

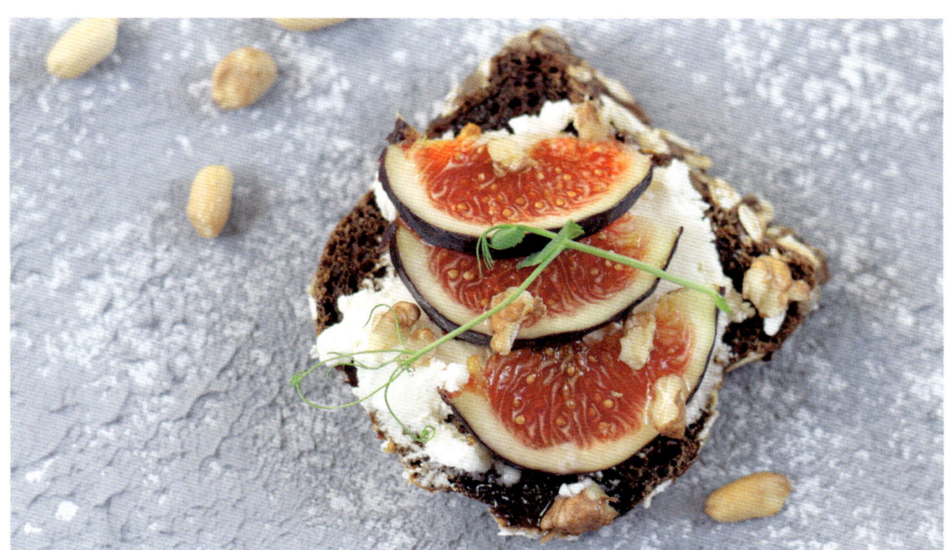

Käsewaffeln (circa 12 Stück)

100 g Butter • 3 Eier • 250 g Mehl • Jodsalz • frisch gemahlener Pfeffer aus der Mühle • 500 ml Milch (1,5 % Fett) • 150 ml Buttermilch • 1 TL gehackte Petersilie • 200 g geriebener Käse (Emmentaler, Edamer, Gouda oder Tilsiter)

Butter in einem Topf zerlassen und kurz abkühlen lassen. Die Eier trennen. Mehl in einer Schüssel mit etwas Salz und Pfeffer vermengen. Die Eigelbe gründlich mit der Milch und der Buttermilch vermischen. Das Mehl unterrühren. Petersilie, geriebenen Käse und zerlassene Butter dazugeben. Das Eiweiß zu sehr steifem Schnee schlagen und vorsichtig unter die Masse heben. Im Waffeleisen goldgelbe Waffeln backen.

1 Waffel enthält circa 260 mg Kalzium.

Karottenaufstrich mit Vollkornbrot (für 2 Personen)

200 g Karotten • 1 Bund Schnittlauch • 150 g Magerquark • 1 EL saure Sahne • 1 EL frisch gepresster Zitronensaft • Jodsalz • frisch gemahlener Pfeffer aus der Mühle • 4 Scheiben Vollkornbrot

Die Karotten waschen, schälen und fein reiben, den Schnittlauch waschen und in Röllchen schneiden. Den Quark mit saurer Sahne und Zitronensaft cremig rühren. Karotten und Schnittlauch dazugeben und alles gut miteinander mischen. Mit Salz und Pfeffer abschmecken.

Die Karottencreme kann man beispielsweise als Aufstrich zum Vollkornbrot servieren; sie eignet sich aber auch gut als Dip für eine Rohkostplatte.

Enthält pro Portion circa 175 mg Kalzium.

Käseplätzchen (circa 25 Stück)

250 g Weizenmehl • 1 Päckchen Backpulver • 1 TL Jodsalz • 1 EL gemischte Kräuter (zum Beispiel Schnittlauch, Basilikum, Petersilie und Kerbel) • 60 g Butter • 60 g geriebener Käse (Emmentaler, Edamer, Tilsiter oder Gouda) • circa 150 ml Buttermilch

Das Mehl mit Backpulver, Salz und gewaschenen, fein gehackten Kräutern vermengen. Butter in Flöckchen daruntermischen, den Käse dazugeben, alles gründlich durchkneten. So viel Buttermilch einarbeiten, bis ein geschmeidiger Teig entstanden ist.

Den Teig auf einer mit Mehl bestäubten Fläche circa 1 Zentimeter dick ausrollen und beliebige Formen ausstechen. Käseplätzchen auf ein mit Backpapier bedecktes Blech legen, mit etwas Buttermilch bepinseln und im Ofen auf der mittleren Schiene bei 220 °C (Gas Stufe 4–5) in circa 10 Minuten goldgelb backen.

Die Käseplätzchen enthalten insgesamt circa 1125 mg Kalzium, pro Stück also circa 45 mg.

Süßes ohne Reue

Himbeersorbet (für 3 Personen)

300 g tiefgefrorene Himbeeren • 300 g Joghurt (3,5 % Fett) • 50 g Sahne • Zucker nach Geschmack • 50 g Mandelstifte

Gefrorene Himbeeren mit dem Joghurt und der Sahne fein pürieren. Mit Zucker abschmecken. Die Mandelstifte unterheben. Das Sorbet gut gekühlt servieren.

Enthält pro Portion (ohne Zucker) circa 225 mg Kalzium.

Orangenquark (für 1 Person)

1 EL Honig • 50 ml Milch (1,5 % Fett) • 150 g Speisequark • 2 EL Vollkornhaferflocken • 1 Orange

Honig in der Milch auflösen und zusammen mit dem Quark in ein Schälchen geben. Haferflocken unterrühren. Die Orange schälen, filetieren, das Weiße entfernen, in mundgerechte Stücke schneiden und vorsichtig unter den Quark heben.

Enthält circa 305 mg Kalzium.

Schoko-Nuss-Joghurt (für 2 Personen)

50 g Vollmilchschokolade • 300 g Joghurt (3,5 % Fett) • 100 g geriebene Haselnüsse • 2 EL Sahne

Schokolade in Stücke brechen, mit Joghurt und Haselnüssen im Mixer fein zerkleinern. Die Sahne unter die Creme mischen. Vor dem Servieren 30 Minuten kalt stellen.

Enthält pro Portion circa 375 mg Kalzium.

Nuss-Frucht-Grieß (für 4 Personen)

750 ml Milch (1,5 % Fett) • 1 Prise Jodsalz • 50 g Zucker • 120 g Hartweizengrieß • 450 g Joghurt (3,5 % Fett) • 2 EL Sahne • 2 EL Nussmus (aus dem Reformhaus) • 2 Bananen • 2 Kiwis

Milch mit Salz und Zucker aufkochen. Grieß unter gründlichem Rühren langsam einstreuen und so lange weiterrühren, bis sich keine Klümpchen mehr bilden. Den Brei im Topf mit Deckel bei schwacher Hitze circa 5 Minuten lang weitergaren. Joghurt, Sahne und Nussmus mit einem Schneebesen gründlich in den heißen Brei einrühren, den Brei auf 4 Schälchen verteilen. Bananen und Kiwis schälen, in Scheiben schneiden und auf den Grießportionen verteilen.

Enthält pro Portion circa 420 mg Kalzium.

Drinks mit viel Kalzium

Weißgold (für 3 Personen)

250 ml Milch (1,5 % Fett) • 250 g Joghurt (1,5 % Fett) • 250 ml Orangensaft • eventuell etwas Zucker

Alle Zutaten gut miteinander verquirlen und nach Geschmack mit etwas Zucker abschmecken. Gekühlt servieren.

Enthält pro Portion (ohne Zucker) circa 245 mg Kalzium.

Fit mit Quitte (für 1 Person)

1 mittelgroße Quitte • 125 ml naturtrüber Apfelsaft • eventuell etwas Puderzucker • 1 EL Hagebuttenmus (aus dem Reformhaus) • 200 ml Milch (1,5 % Fett) • 1 Prise gemahlene Nelken

Quitte waschen, vierteln, das Kerngehäuse entfernen, das Fruchtfleisch in schmale Spalten schneiden. Mit dem Apfelsaft und eventuell etwas Puderzucker in einen Topf geben und so lange kochen lassen, bis die Quitte weich ist. Alles durch ein Sieb passieren. Das Hagebuttenmus einrühren und mit der Milch zusammen kräftig aufschlagen. In ein hohes Glas füllen und mit Nelkenpulver überstäuben.

Enthält (ohne Zucker) circa 265 mg Kalzium.

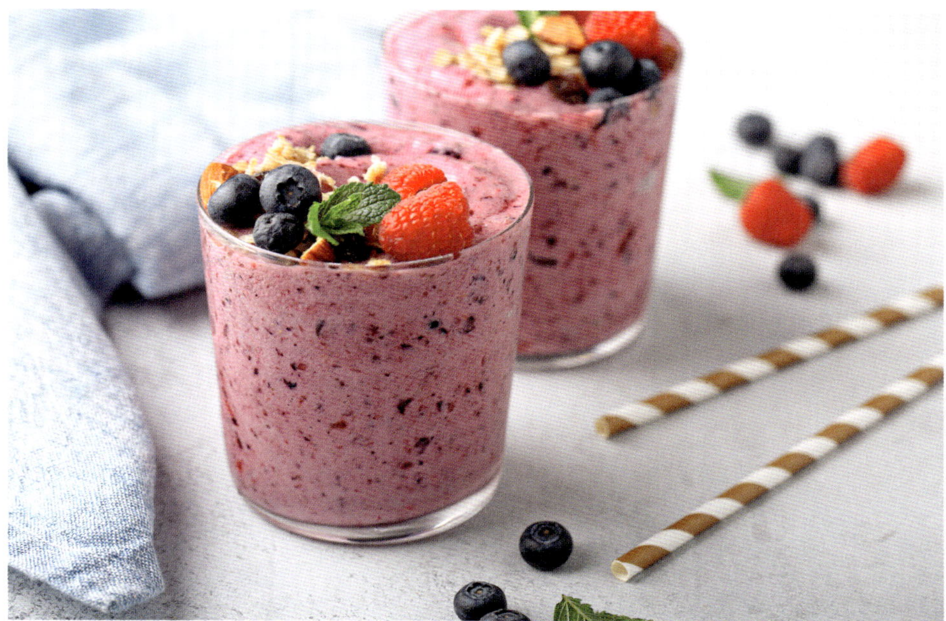

Fruchtshake (für 1 Person)

1 Handvoll Himbeeren, Bananenscheiben, Heidelbeeren oder Kirschen • 125 ml Milch (1,5 % Fett) • 150 g Natur- oder Fruchtjoghurt • 1 TL Zucker oder Honig • 2 Eiswürfel

Die ausgewählten Früchte waschen und vorbereiten. Zusammen mit der Milch, dem Joghurt, Zucker oder Honig in einen hohen Becher geben und das Ganze gründlich mit einem Handmixer durchrühren. Den Shake in ein hohes Glas füllen, die Eiswürfel dazugeben und das Glas am Rand mit einer Frucht garnieren.

Enthält mit Erdbeeren circa 370 mg Kalzium.

Bananen-Eis-Drink (für 2 Personen)

1 Banane • 2 Kugeln Vanilleeis • 1 EL Zucker • 1 EL frisch gepresster Zitronensaft • 500 ml Milch (1,5 % Fett)

Die Banane schälen, in Scheiben schneiden und mit Vanilleeis, Zucker, Zitronensaft und Milch im Mixer pürieren. In hohe Gläser füllen.

Enthält pro Portion circa 360 mg Kalzium.

Apfel-Joghurt-Shake (für 1 Person)

1 Apfel • 125 g Joghurt (1,5 % Fett) • 1 EL Weizenkleie • 10 ml Apfelsaft • eventuell etwas Honig

Apfel waschen und schälen, das Kerngehäuse entfernen, mit Joghurt, Weizenkleie, Apfelsaft und eventuell Honig im Mixer pürieren. In ein hohes Glas füllen.

Enthält (ohne Honig) circa 180 mg Kalzium.

Green Dream (für 4 Personen)

6–8 EL frische Kräuter nach Belieben (beispielsweise Gartenkresse, Petersilie und Schnittlauch) • 800 ml Buttermilch • frisch gepresster Zitronensaft • Jodsalz • frisch gemahlener Pfeffer aus der Mühle

Kräuter waschen, fein hacken und mit der Buttermilch verrühren. Mit Zitronensaft, Salz und Pfeffer abschmecken. In hohe Gläser füllen. Gut gekühlt servieren.

Enthält pro Portion circa 260 mg Kalzium.

Bananen-Nuss-Milch (für 1 Person)

1 Banane • 1 EL frisch gepresster Zitronensaft • 30 g geriebene Haselnüsse • 7 EL saure Sahne • 250 ml Milch (1,5 % Fett) • eventuell etwas Honig • 1 Prise Zimt

Die Banane schälen und in Scheiben schneiden. Mit Zitronensaft, Haselnüssen und der sauren Sahne im Mixer gründlich pürieren. Die Mischung mit der kalten Milch auffüllen und nach Geschmack noch etwas Honig zugeben. In ein hohes Glas füllen und mit etwas Zimt bestäuben.

Enthält (ohne Honig) circa 600 mg Kalzium.

Karottenkefir (für 4 Personen)

500 g Karotten • 1 mittelgroßer Apfel • 500 g Kefir • frisch gepresster Saft von ½ Zitrone • Jodsalz • frisch gemahlener Pfeffer aus der Mühle • eventuell 1 Prise Zucker • etwas frische Petersilie

Karotten waschen, putzen, schälen und im Mixer fein pürieren. Apfel waschen, schälen, das Kerngehäuse entfernen und das Fruchtfleisch fein raspeln. Karotten und Apfel mit dem Kefir verquirlen. Den Zitronensaft dazugeben und den Drink mit Salz, Pfeffer und eventuell etwas Zucker abschmecken. In hohe Gläser füllen und mit der Petersilie garnieren.

Enthält pro Portion (ohne Zucker) circa 200 mg Kalzium.

Brombeermilch (für 2 Personen)

400 g Brombeeren (frisch oder tiefgekühlt) • 50 g Vanilleeis • 1 TL Honig • ½ l Milch (1,5 % Fett) • 1 EL Sahne • 2 Blättchen frische Minze

Die Brombeeren verlesen, waschen und vorsichtig trocken tupfen. Mit Eis, Honig, Milch und der Sahne im Mixer pürieren. Die Brombeermilch in hohe Gläser füllen und mit den Minzeblättchen garnieren.

Enthält pro Portion circa 420 mg Kalzium.

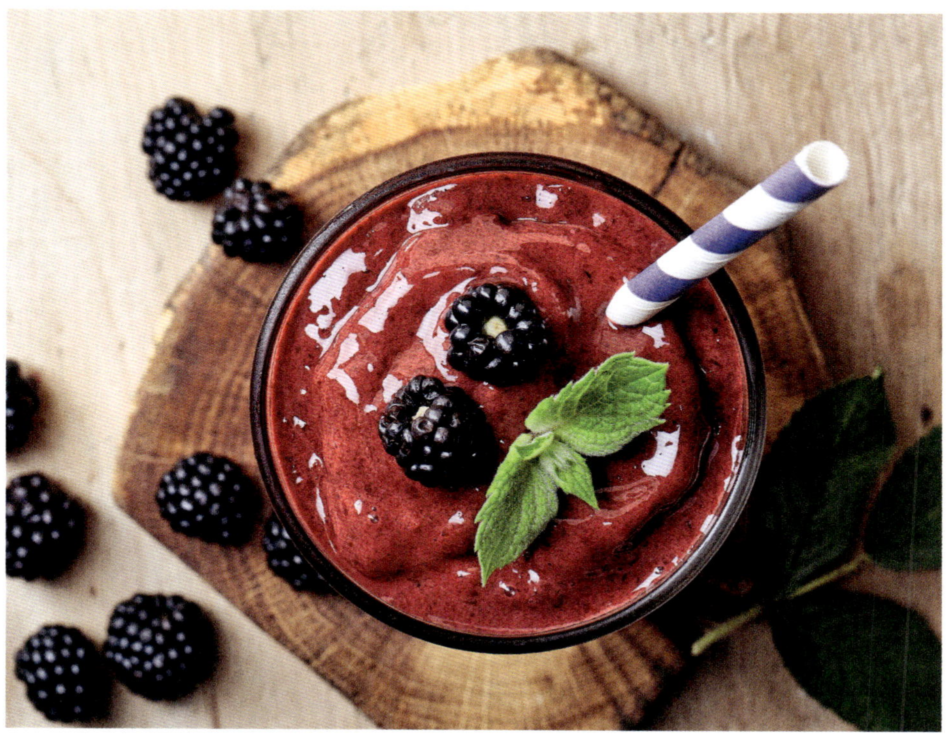

TRAINING MIT JOHANNA FELLNER – SPASS UND POWER IN JEDEM ALTER

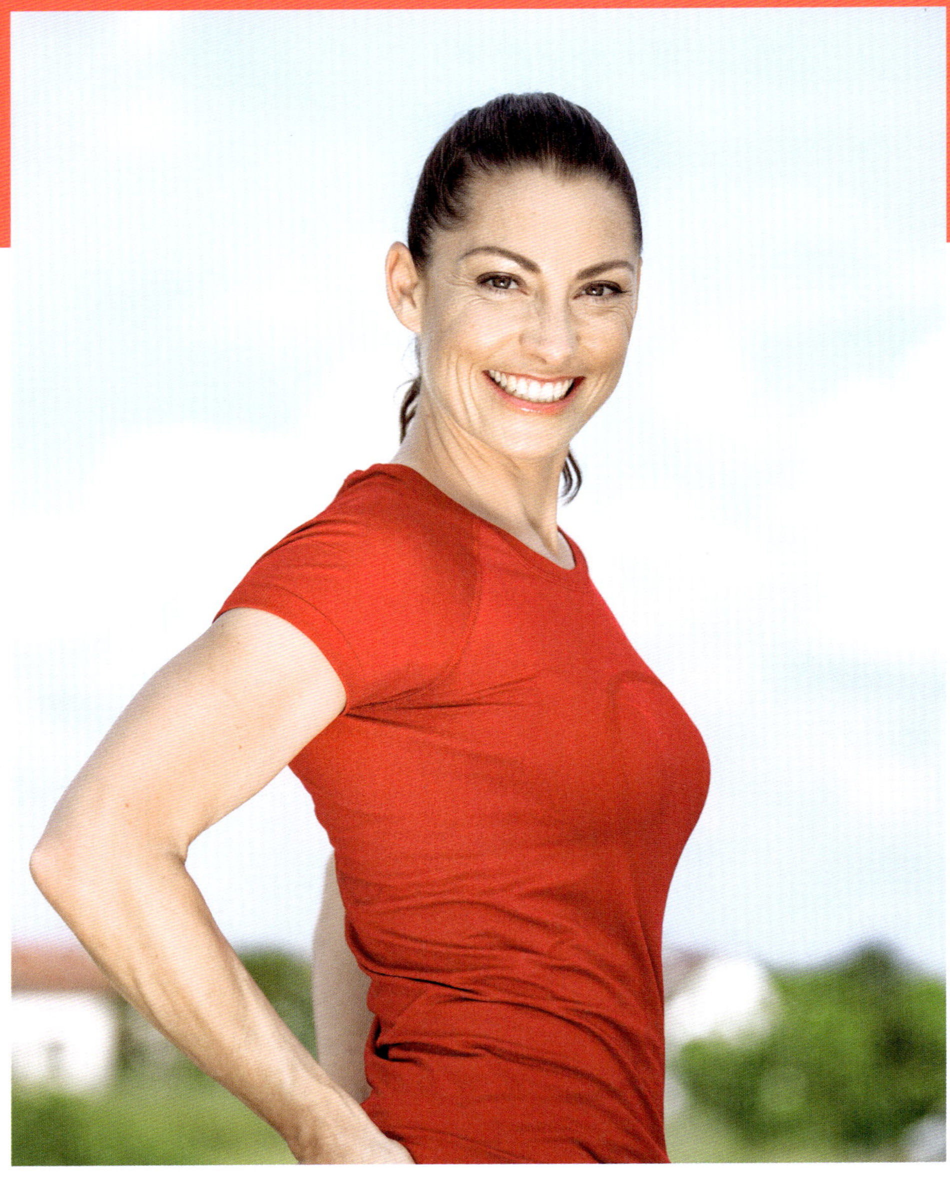

»Use them or lose them!«

Ein individuelles Fitnesstraining kann jeder in seinen persönlichen Tagesablauf integrieren, ohne zeitlich zu sehr in Anspruch genommen zu werden. Wir haben Muskeln und Knochen, um uns gegen die Schwerkraft zu behaupten und uns zu bewegen. Ein amerikanisches Sprichwort bringt es auf den Punkt: »Use 'em or lose 'em!« (»Benutze sie oder verliere sie!«). Dies gilt für alle und erst recht in Zeiten des Homeoffice, der Bewegungseinschränkung bei Pandemie und generell im digitalen Zeitalter.
Lesen Sie die Tipps in diesem Kapitel vorab sorgfältig durch, damit Sie ohne Schwierigkeiten mit einem auf Sie zugeschnittenen Trainingsprogramm starten können. Also: Es gilt, die Knochen zu trainieren, anstatt sie zu verlieren.

Übungszeiten und -orte

Jeder Mensch lebt in seinem eigenen Biorhythmus. Wenn Ihr Nachbar jeden Morgen eine halbe Stunde joggt, Sie aber in der Früh kaum aus dem Bett kommen, dann sollten Sie auch Ihre Übungszeiten dementsprechend auf den Nachmittag oder Abend legen. Grundsätzlich gilt: Eine halbe Stunde pro Tag wäre optimal. Wenn Ihnen diese Zeit zu lang vorkommt, dann bedenken Sie, dass jede ausgelassene Rolltreppe, jede Strecke, die zu Fuß zurückgelegt wird, statt mit dem Auto zu fahren, mitgerechnet werden darf. Überlegen Sie, wo sich in Ihrem Tagesablauf Möglichkeiten ergeben, bei denen Sie sportlich aktiv werden können. Da die Auswahl sehr groß ist, sollten Sie sich Folgendes vor Augen führen, bevor Sie ganz nach eigenen Vorlieben entscheiden:

- Treiben Sie lieber allein Sport – oder mit einem Partner, Freunden, in einer Gruppe?
- Bevorzugen Sie ein Fitnesscenter oder eher den Sportverein?
- Treiben Sie lieber Sport im Freien oder in der Halle?

Empfehlenswerte Ausdauersportarten

Wenn Sie bereits an Osteoporose leiden, sollten Sie Sportarten mit Sprungbelastung und abrupten Bremsbewegungen meiden, wie zum Beispiel Volleyball, Squash oder Joggen. Geeignet sind alle Sportbereiche, die sich aktiv mit der Schwerkraft auseinandersetzen; Wandern, Nordic Walking, Walking, Tanzen, Skilanglauf oder Golf gehören zu den Sportarten, die den Knochenaufbau am besten fördern. Aber auch mit Radfahren und Schwimmen können Sie Ihre Muskeln stärken und Ihre Gelenke entlasten.

Aufbau des Trainings

Bei ausgeprägter Osteoporose sollten Sie vor Trainingsbeginn Ihren Arzt oder Krankengymnasten befragen, welche Übungen für Sie geeignet sind. Schmerzen dürfen während des Übens auf gar keinen Fall auftreten!

Aufwärmen: Das Aufwärmen ist notwendig, um den Kreislauf und die Muskeln auf das Training vorzubereiten.

Krafttraining: Krafttraining stärkt nicht nur die Muskulatur, sondern auch die Knochen. Daher sind Kräftigungsübungen wichtig. .

Stretching: Das Dehnen von Muskulatur und Faszien sorgt für mehr Beweglichkeit und Wohlbefinden. Am Ende des Trainings bildet Stretching einen entspannten Abschluss.

Gleichgewichtstraining: Ab dem 30. Lebensjahr baut sich der Gleichgewichtssinn langsam, aber systematisch ab. Der Körper kennt jedoch viele Ausgleichsmöglichkeiten, um dieses Defizit aufzufangen. Deshalb fällt der Mangel erst im Alter, wenn auch andere Sinne (Auge und Ohr) nachlassen, auf. Stürze mit Knochenbrüchen sind oft die Folge. Johanna Fellner, Fitnessexpertin und Coach für körperliche und mentale Stärke sowie

> Was zählt, ist die pure Muskelkraft am Knochen. Sie ist der wichtigste Anreiz für Knochenneubildung. Die Gravitationskraft war der notwendige Anlass für die Evolution, das Skelett zu entwickeln, um den Sprung der Tiere vom Wasser auf das Land zu ermöglichen und eine schnelle Fortbewegung zu sichern.

bekannt aus Ihren dynamischen Auftritten im Fernsehen, hat im folgenden Kapitel für Sie ein Trainingsprogramm zusammengestellt, das einerseits Ihre Knochen und Muskeln stärkt, andererseits auch Spaß an der Bewegung vermittelt – getreu dem Motto:

> »Leben ist Bewegung. Bewegung heißt Veränderung. Nur wer bereit ist, sich zu verändern, kann auch etwas bewegen.«

Power für die Knochen – das Trainingsprogramm

Mit starken Knochen beugen Sie nicht nur Verletzungen und Schmerzen vor, Sie schaffen auch die Grundlage für einen fitteren Lebensstil. Besonders dann, wenn Sie keine 20 mehr sind, unterstützt Sie Ihr Knochensystem und gibt Ihnen Kraft von innen. Ihre Knochen können Sie unter anderem durch körperliche Übungen stärken. Wie das geht, erfahren Sie hier. Das »Power für die Knochen«-Trainingsprogramm ist in folgende Rubriken unterteilt: Warm-up, Kräftigung und Stretching.

Achten Sie beim Üben darauf, dass keine scharfkantigen Gegenstände in der Nähe sind, etwa Schrank- oder Tischecken. Mit zunehmendem Alter lässt der Gleichgewichtssinn nach – und dann kann selbst der beste Sportler mal aus dem Tritt geraten. Ihre Unterlage sollte rutschfest sein, Ihre Kleidung atmungsaktiv und bequem.

Warm-up

Das Warm-up umfasst die Elemente Mobilisation, Aktivierung/sensomotorisches Training, Balance, Cardio-Warm-up und Faszienstretch.

Mobilisation

Jedes Training beginnt mit der Erwärmung zur Vorbereitung auf die folgende Belastung. Mobilisation bedeutet eine möglichst große Bewegung im – wenn möglich – maximalen Radius eines Gelenks. Durch die Mobilisation wird Gelenkflüssigkeit freigesetzt. So bleibt das Gelenk geschmeidig und wird auf die Bewegung vorbereitet. Außerdem sitzen in den Gelenken eine Vielzahl an Rezeptoren, die für die Bewegungsausführung wichtig sind und durch Bewegung aktiviert werden.

Aktivierung/sensomotorisches Training

Bewegung entsteht im Gehirn. Jede Bewegung wird also durch das Gehirn angesteuert. Es kann allerdings, wie bei einem Navigationssystem, nur ansteuern, was auch vorher abgespeichert wurde. Zunächst müssen Informationen eingespeist werden, die dann

wieder abgerufen werden können. Wenn lange kein Update gemacht wurde, kommt es zu weißen Flecken auf der Landkarte und man landet im Graben.
Ähnlich ist es beim Körper. Unser Körper ist übersät mit sogenannten Rezeptoren. Das sind Meldestellen, die sich in den Faszien, Gelenken und Muskeln befinden und Informationen aus dem Körper aufnehmen. Diese Informationen werden über die Nerven zum Gehirn gesendet und dort verarbeitet. Das Gehirn wiederum sendet Befehle über die Nerven an den Körper. Dieser Prozess passiert unbewusst, in Tausendstel-Millisekunden.
Kommen Informationen unklar im Gehirn an, oder ihre Verarbeitung im Gehirn ergibt ein undeutliches Bild, ist auch der Output, also die Befehle, die vom Gehirn an den Körper gehen, folglich reduziert. Das kann durch traumatische Erlebnisse wie zum Beispiel Sturz, Operation oder Ähnliches eintreten, oder einfach, wenn Bewegungen nicht genutzt werden.

Unser Gehirn braucht Vorhersehbarkeit – also Sicherheit.

Empfindet das Gehirn eine Situation als »unsicher« oder nicht notwendig, wird es keinen Befehl an die Muskulatur geben, sich anzuspannen und Druck auszuüben. Im Gegenteil: Die Spannung wird reduziert, um sich zu schützen. Dasselbe gilt, wenn Bewegungen nicht gebraucht werden. Die Bewegungen werden erst vorsichtiger, dann ganz vermieden, die Gelenke werden instabil, weil die Muskulatur nicht angesteuert wird – ein Teufelskreis.
Das können wir gut bei den Füßen beobachten. Wir packen unsere Füße fast das ganze Jahr über in lederne »Särge«. Wer nicht gerade viel barfuß läuft oder Fußgymnastik macht, verliert die Ansteuerung in den Füßen. Die Füße sind unsere Basis. Steht der Fuß schon nicht richtig, setzt sich eine ungünstige Statik über die Beine und Hüften in den Rücken fort.

Das Ziel für mehr Bewegungssicherheit und damit Verletzungsprophylaxe ist es, Vorhersehbarkeit für das Gehirn zu schaffen. Wir wollen also die Körperwahrnehmung verbessern, die Zusammenarbeit von rechter und linker Gehirnhälfte und damit die Ansteuerung der einzelnen Körperpartien. Je besser das bis ins kleinste Detail (zum Beispiel die Koordination der Zehen) funktioniert, umso besser ist der Effekt: ein sicherer Bewegungsablauf, stabile Gelenke und eine bewegliche, stabile Wirbelsäule. Ganz nebenbei wirken diese Übungen erfrischend, helfen dabei, sich zu fokussieren, und sie machen Spaß.

Wenn Bewegungen bewusst geübt werden, kann der Körper auch in unvorhersehbaren Situationen besser reagieren, beispielsweise bei einem Sturz. In dieser Situation haben Sie nicht die Möglichkeit, den Fuß bewusst abzurollen, das Bein in die Achse zu bringen, die Gelenke zu stabilisieren. Das passiert automatisch, unbewusst. Je besser Sie diese Ansteuerung bereits trainiert haben, umso besser und schneller reagiert der Körper in der Situation.

Balance

Bei Balanceübungen ist der Körper gefordert, von unten bis oben zusammenzuarbeiten. Die Muskeln sind aktiv bis in die Tiefe. Zudem wird die Aufmerksamkeit auf die Übung gelenkt. Versuchen Sie mal, während der Balanceübung etwas anderes zu denken – schwierig. Je fokussierter das Training, umso effizienter. Balanceübungen sind also eine hervorragende Vorbereitung.
Alltagstipp: Zähne putzen im Einbeinstand. So trainieren Sie Ihre Balance im Alltag ganz nebenbei.

Cardio-Warm-up

Das Cardio-Warm-up lässt die Körpertemperatur ansteigen, regt das Herz-Kreislauf-System an und fördert die Durchblutung. Die Muskulatur wird vermehrt mit Sauerstoff, wichtigen Nährstoffen und Energie versorgt.

Faszienstretch

Knochenstruktur und Fasziengewebe bauen sich immer dann auf, wenn Spannung im Körper entsteht. Bei einem Knochenbruch beispielsweise wird in der Therapie die Bruchstelle mit Strom angeregt. Dadurch produziert der Körper vermehrt feste kollagene Fasern, in die Mineralsalze eingelagert werden. Fertig ist ein neuer Knochen!
Auch durch Bewegung entstehen Spannungskräfte, die auf den Knochen wirken. So beispielsweise beim Faszienstretch. Faszien, das sogenannte kollagene Bindegewebe, umschließen jeden Muskel, jedes Organ, jeden Nerv und jeden Knochen (Knochenhaut). Feineres Bindegewebe umschließt die Muskeln mit einer dünnen Haut, ähnlich wie das weiße Gewebe am Hühnerfleisch.
Jedes Muskelfaserbündel und jede Muskelfaser sind von einer Faszie umgeben. Alle Muskelfaserhüllen laufen in einer Sehne zusammen. Sehnen sind nichts anderes als eine dickere Form der Faszie. Die Sehne wiederum setzt an der Knochenhaut – eine

weiter Faszie – an. Bewegt man also das Fasziensystem, hat das eine Zugwirkung auf unsere Knochen.
Nun darf man sich allerdings das Ganze nicht isoliert vorstellen. Die Faszien sind ein in sich zusammenhängendes System, wie ein innerer Ganzkörperanzug. Zieht man an einer Stelle, reagiert das gesamte System. Bei Faszienstretch-Übungen wollen wir also möglichst den ganzen Körper strecken und dehnen.

Kräftigung

Bei den Kräftigungsübungen wechseln sich dynamische und statische Übungsvarianten ab. Das Motto dabei: Machen Sie Druck! Knochen brauchen Druck, um stärker zu werden. Durch Druck kommt es zu einer vermehrten Produktion von Synovialflüssigkeit, also Gelenkflüssigkeit. Diese wird über die Knochenhaut aufgenommen, in den Knochen transportiert und dort als Knochenstruktur aufgebaut. Das bedeutet: Ihr Knochen wird stärker. Druck entsteht durch Muskelkräftigung.

Dynamisches und statisches Training

Im folgenden Training legen wir den Schwerpunkt darauf, die Muskulatur möglichst ganzheitlich zu beanspruchen.
Unsere Muskulatur hat zwei grundsätzliche Arbeitsweisen, statisch und dynamisch. Einerseits üben Sie also mithilfe von Bewegungsabläufen, das andere Mal durch reines Muskelanspannen. Um einen möglichst großen Krafteffekt zu generieren, nutzen wir beides. Pro Muskelschwerpunkt gibt es also eine dynamische und eine statische Übung.

Funktionelles Training (alltagsunterstützendes Training)

Funktionelles Training bedeutet alltagsunterstützendes Training. In einer Übung sind dabei immer mehrere Muskelgruppen gleichzeitig im Einsatz. Durch diese natürlichen Bewegungsabläufe werden Bewegungen trainiert, die Sie im Alltag brauchen. Anstatt isolierter Kräftigung, also nur den Bizeps oder nur den Beinstrecker anzusprechen, integrieren wir mehrere Muskeln in nur einer Übung.
Beispiel Kniebeugen. Diese brauchen wir jeden Tag, wenn wir uns hinsetzen und wieder aufstehen. Bei dieser Übung ist die gesamte Bein- und Gesäßmuskulatur aktiv. Richtig ausgeführt, arbeiten auch der Rücken und die Arme mit.
So holen wir das Maximum aus einer Übung heraus. Sie sparen dadurch zudem Zeit.

Dennoch hat jede Übung einen Muskelschwerpunkt. Im Beispiel Kniebeugen die Bein- und Gesäßmuskulatur.
Funktionelle Kräftigung wird mittlerweile auch im Sport als Basistraining angewendet. Hierbei kommen häufig auch Seile, Hantelkugeln, Sandsäcke et cetera zum Einsatz. Für den Anfang reicht das eigene Körpergewicht aus. Vor allem trainieren Sie mit dem eigenen Körper sicher, wenn Sie zu Hause ohne Trainer aktiv sind.

Stretching

Die Übung in unserem Programm dehnt Bereiche, die, ausgelöst durch viel Sitzen, zur Verkürzung neigen, wie der Brust- und vordere Schulterbereich und die Beinrückseite. Stretching dient auch dem mentalen Abschluss einer Trainingseinheit.

Trainingshinweise

Dieses zweistufige Trainingsprogramm passt sich Ihrem Fitnesslevel an. Egal ob Sie bereits an Osteoporose leiden oder ob Sie vorbeugend Ihre Knochen stärken wollen.

- Stufe 1 zeigt die einfache, Stufe 2 die fortgeschrittene Version jeder Übung. Wählen Sie die Stufe, die Sie korrekt ausführen können. Möglicherweise unterscheiden sich die von Ihnen gewählten Schwierigkeitsstufen von Übung zu Übung.
- Steigern Sie sich, sobald Ihnen eine Ausführung leichtfällt. Ebenso wählen Sie eine einfachere Stufe, sollten Sie sich mal nicht so fit fühlen.
- Achten Sie darauf, sich zu fordern, ohne sich zu überfordern.
- Die Übungen dürfen spürbar sein, im Sinne von Muskelspannung und Dehnung. Sollten Sie allerdings Schmerzen haben, stoppen Sie die Bewegung. Lassen Sie gegebenenfalls Übungen weg, die Ihnen nicht guttun.
- Bei Unsicherheiten kontaktieren Sie einen Trainer, Physiotherapeuten oder Ihren Arzt.
- Folgen Sie den Korrekturangaben jeder Übung.
- Atmen Sie gleichmäßig und vermeiden Sie Pressatmung.

Trainingsablauf – Kurzübersicht

- Mobilisation
- Aktivierung/sensomotorisches Training
- Balance
- Herz-Kreislauf-System
- Faszienstretch
- Kräftigung (statisch, dynamisch, funktionell)
- Stretching

Beginnen Sie jedes Training mit dem Aufwärmen, um den Körper vorzubereiten und sich auch mental einzustimmen. Das Aufwärmen ist bereits Bestandteil des Trainings und geht fließend in den Hauptteil des Programms über.
Durch die Gelenkmobilisation der Aufwärmübungen wird Gelenkflüssigkeit freigesetzt und die in den Gelenken sitzenden Rezeptoren werden aktiviert.
Aktivierende, sensomotorische Übungen verbessern die Wahrnehmung und Ansteuerung der Bereiche, die Sie in den Übungen trainieren. Außerdem kommen Sie gedanklich im »Hier und Jetzt« an, konzentrieren sich auf die Übung und können dadurch gleichzeitig besser von Alltagsgedanken abschalten. Leichte Bewegungen bringen den Kreislauf in Schwung.
Faszienstretch-Übungen ermöglichen einen größeren Bewegungsradius, sodass die Muskulatur in vollem Umfang trainiert werden kann.
Die Kräftigung ist die wichtigste Komponente für die Knochen. Die Muskulatur sollte ausbelastet werden, um genügend Reiz für einen Muskelaufbau zu bekommen. Wenn die Übung in den letzten Sekunden als eine Anstrengung spürbar wird, ist das also genau richtig.
Halten Sie sich an die Korrektur- und Bewegungsanleitungen und achten Sie auf eine korrekte Ausführung!
Trainingsanleitung für die Kräftigung: Führen Sie jede Übung genau nach Anleitung aus. Für jede Übung gibt es erst eine dynamische Ausführung, gefolgt von einer statisch gehaltenen Variante. Wiederholen Sie alle Kräftigungsübungen anschließend in ein bis vier Runden. Steigern Sie sich langsam. Beginnen Sie mit einem Durchgang/einer Runde. Sobald Ihnen dies leichtfällt, führen Sie zwei Runden aus, dann drei, dann vier.
Stretching: Die Stretching-Übung, die am Ende jeder Trainingseinheit steht, dient dem mentalen Abschluss des Trainings und als Ausgleichsübung zur im Alltag häufig vorkommenden Sitzposition.

Vorbereitung

Sorgen Sie für ausreichend Platz für sich selbst und Ihre Übungsmatte. Alternativ können Sie auch draußen trainieren.
Legen Sie sich Sportkleidung, ein Trainingshandtuch und eine Übungsmatte zurecht.
Für die einfacheren Varianten benötigen Sie einen Stuhl, eine Bank und einen Tisch oder Vergleichbares.
Wenn Sie mögen, trainieren Sie mit Musik. Das kann motivierend wirken. In diesem Fall halten Sie eine Musikquelle bereit beziehungsweise stellen Sie sich eine Playlist zusammen.

Trainingszeiten

Wichtig ist, dass sich Ihr Training gut in Ihren Alltag integriert. Planen Sie im Vorfeld für Sie passende Zeiten und tragen Sie sich Ihr Training als festen Termin ein.
Wenn Sie die Wahl haben, ob Sie morgens, mittags oder abends trainieren, dann wählen Sie den Zeitpunkt, an dem Sie die meiste »Energie« haben. Jeder Mensch hat seinen ganz eigenen Biorhythmus. Hören Sie also auf Ihren Körper. Ansonsten planen Sie Ihr Training, wann es sich eben umsetzen lässt.
Trainieren Sie täglich mit diesem Programm, mindestens aber dreimal pro Woche, um einen aufbauenden Effekt zu erzielen. Ein kompletter Durchgang dauert circa 10 Minuten. Wenn Sie sich steigern können, führen Sie den Kräftigungsteil mehrmals durch, also nach dem Warm-up die Kräftigung in beispielsweise zwei bis vier Runden. Bei vier Runden dauert das Programm circa 25 Minuten. Beenden Sie Ihre Übungszeit immer mit der Stretching-Übung.
Jede Bewegung ist besser als gar keine Bewegung. Einzelne Übungen, die Ihnen besonders guttun oder bei denen Sie noch Übungsbedarf haben, integrieren Sie möglichst täglich, zum Beispiel beim Zähneputzen, nach dem Aufstehen oder zwischendurch.
Gehen Sie täglich eine Runde spazieren, erledigen Sie kurze Strecken zu Fuß oder nehmen Sie das Fahrrad.
Vielleicht finden Sie in Ihrem Ort eine Trainingsgruppe mit Trainer, sodass Sie mit Gleichgesinnten trainieren können.

Ausdauertraining führen Sie optimalerweise zweimal wöchentlich je eine halbe Stunde aus. Falls Ihnen das zu viel ist, steigern Sie sich langsam. Beginnen Sie mit 10 Minuten, sobald Ihnen das leichtfällt, 15 Minuten und so weiter. Wählen Sie die Intensität so, dass Sie die Bewegung erst mal länger durchhalten.

Zusätzliches Ausdauertraining

Zusätzliches Ausdauertraining aktiviert die Stoffwechselprozesse, es fördert die Durchblutung in Knochen und Muskeln. Außerdem üben Bewegungen, die sich gegen die Schwerkraft richten, einen positiv wirkenden Druck auf die Knochen aus.
Ideale Sportarten sind beispielsweise (Nordic) Walking, Langlaufen, Tanzen.
Bedingt geeignet, da die zusätzliche Schwerkraftkomponente fehlt, sind Radfahren, Aquagymnastik, Schwimmen und Rudern. Allerdings sind dies gelenkfreundliche Sportarten und die Ausdauerkomponente ist hoch.
Wer vorbeugend trainiert und so weit stabil ist, kann sich mit Joggen und plyometrischen (Plyometrie = Training der Sprung- und Landekraft) Übungen fit halten. Denn auch durch die Aufprallbelastung des Körpergewichts wird Druck auf die Knochen erzeugt. Wichtig ist dabei eine richtige Technik.
Wer allerdings bereits unter Osteoporose leidet, sollte Sprungbelastungen und abrupte Bremsbewegungen unbedingt vermeiden. Sportarten wie Volleyball, Squash, Fußball oder Joggen sind demnach nicht zu empfehlen.

Zusätzliches Krafttraining

Krafttraining mit Zusatzgewichten wirkt hervorragend auf die Knochenstruktur. Allerdings ist eine richtige Technik unabdingbar. Bitte suchen Sie hierfür einen Trainer beziehungsweise eine Trainerin auf, die Ihnen diese Sportart beibringt, einen Plan ausarbeitet und Sie vor allem korrigiert. Gute Trainer finden Sie im Fitnessstudio, in Personal-Training-Studios oder Sie engagieren einen Personal Trainer/-in, der beziehungsweise die zu Ihnen nach Hause kommt oder online mit Ihnen trainiert.

Training in Maßen

»Alles, was zu viel ist, ist nix.« Auch Übertraining kann dazu führen, dass Knochen porös werden. Bekommt der Körper zu wenig Regeneration, laufen die Stoffwechselprozesse nicht mehr optimal. Verletzungen können die Folge sein. Seien Sie also achtsam in Ihrer Trainingsplanung. Mit unserem Trainingsprogramm brauchen Sie sich keine Sorgen zu machen. Hier spreche ich vor allem Sportler an, die sehr intensiv trainieren und ihre Knochen auch später noch gesund erhalten wollen.
Und nun viel Spaß mit dem »Power für die Knochen«-Trainingsplan!

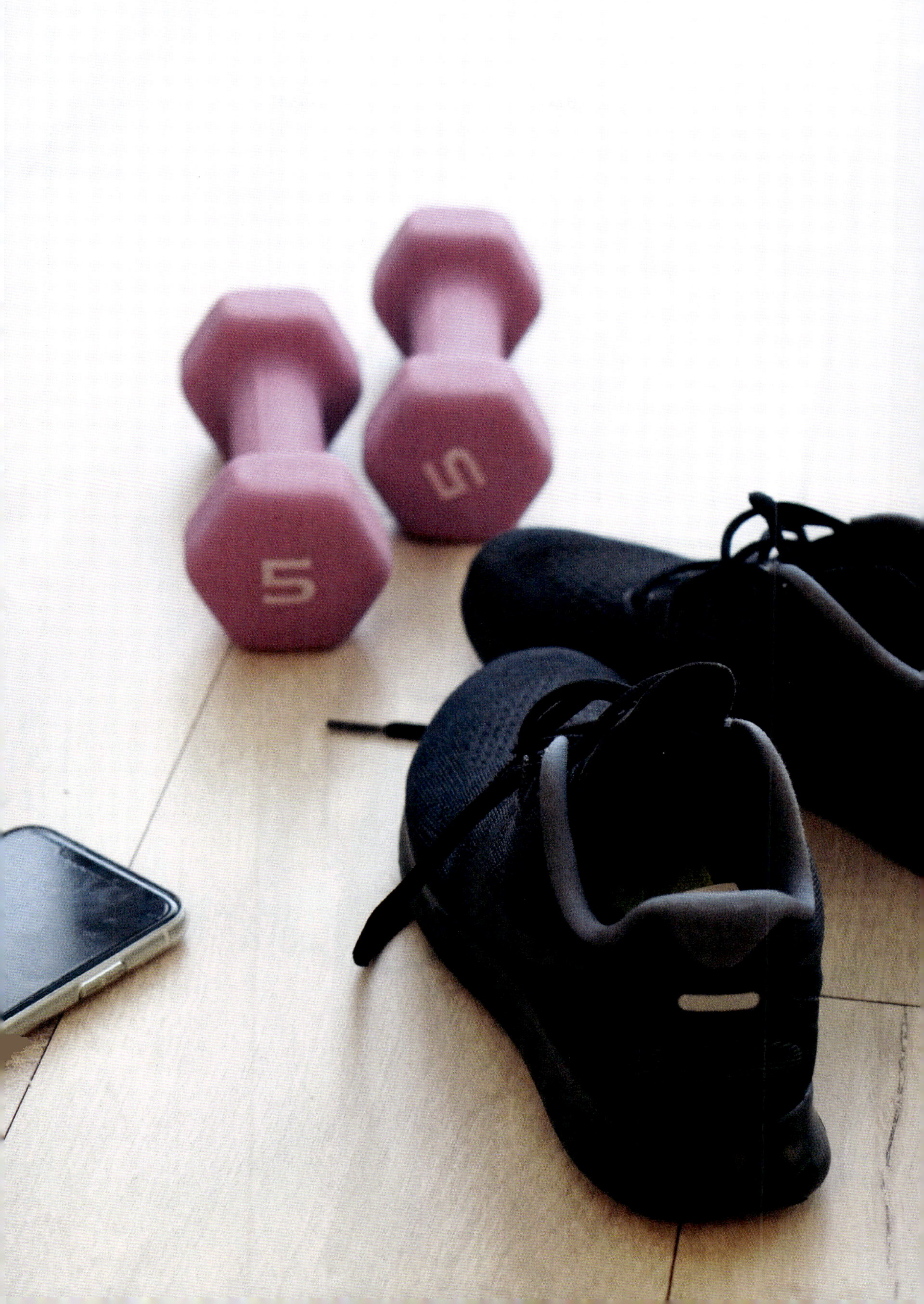
5
5

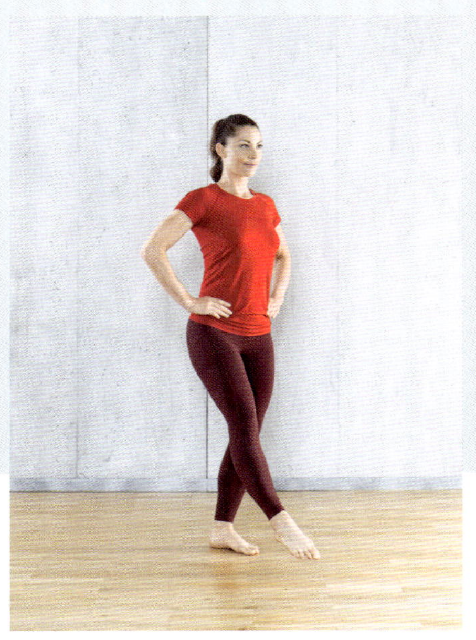

1.a

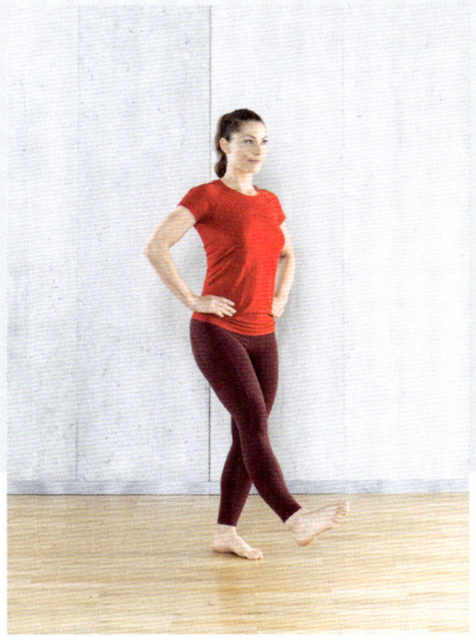

1.b

Warm-up – Übungsteil

Für die Mobilisation und Aktivierung/sensorisches Training gilt grundsätzlich:
Stufe 1: Führen Sie die Übungen auf einem Stuhl sitzend aus.
Stufe 2: Nehmen Sie eine neutrale Standposition ein.

Mobilisationsübungen

Führen Sie die Bewegungen langsam und im möglichst großen Radius aus.

1. Fußkreisen

Einen Fuß kreisen. 4-mal rechtsherum, 4-mal linksherum, dann den anderen Fuß.

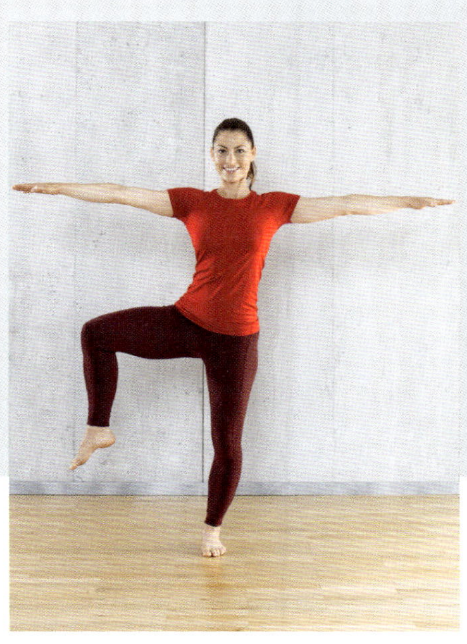

2.a

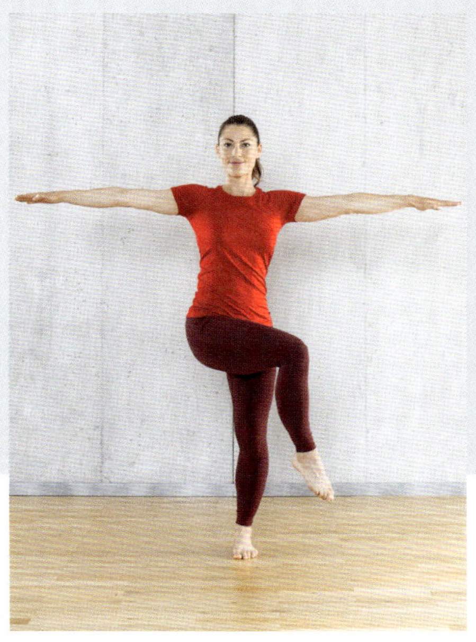

2.b

2. Hüftmobilisation

Im Wechsel ein Bein angewinkelt über innen nach außen kreisen. Stellen Sie sich vor, Sie zeichnen große Kreise mit dem Knie. 8-mal pro Bein.

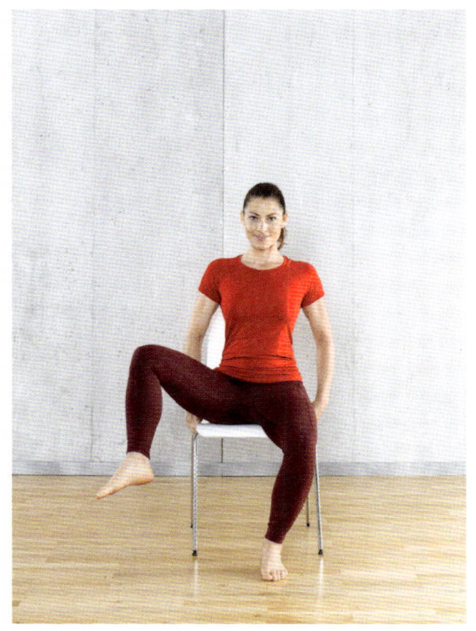

2.c

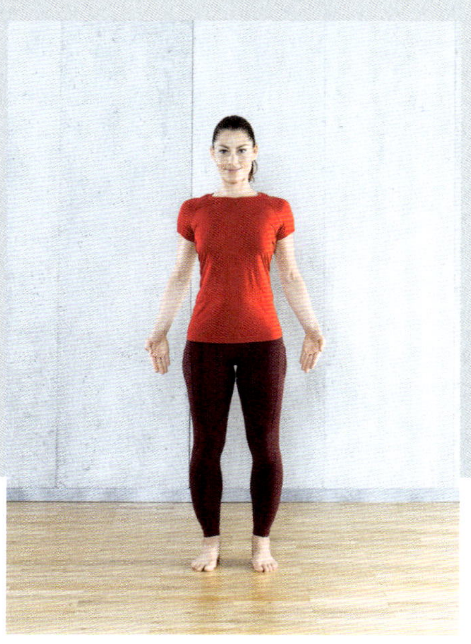

3.a

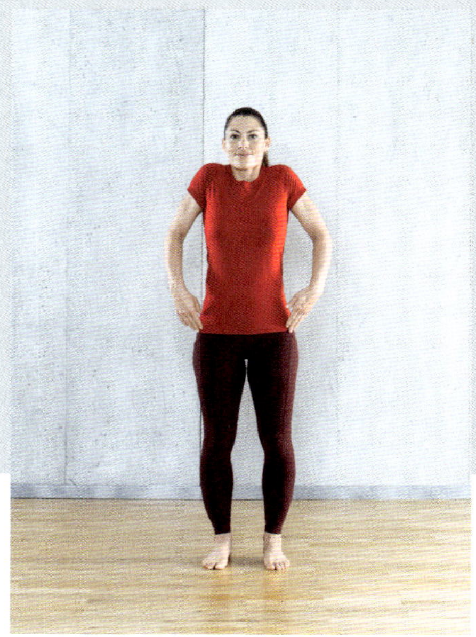

3.b

3. Schulterkreisen

Kreisen Sie die Schultern nach hinten. 8-mal wiederholen.

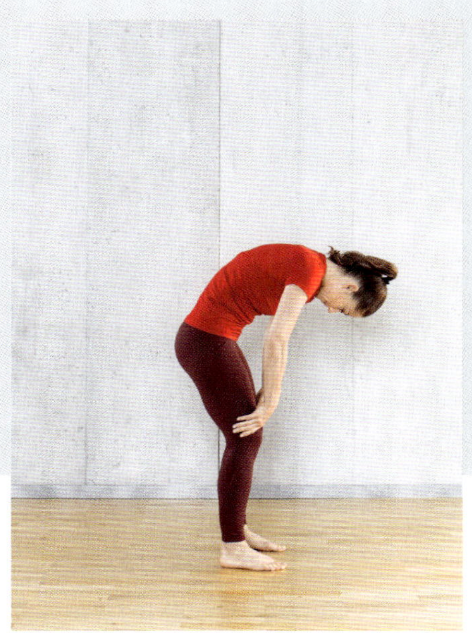

4.a

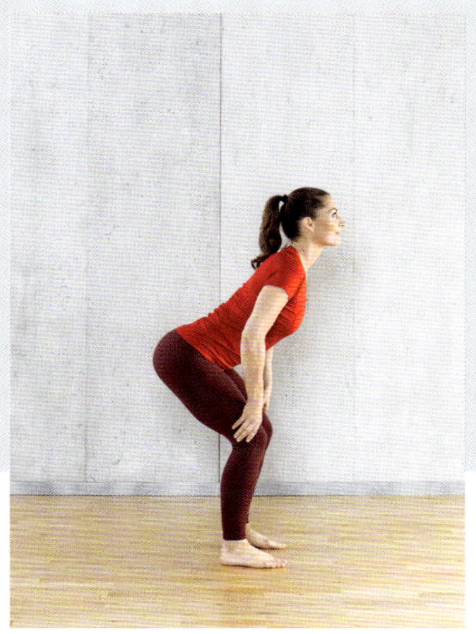

4.b

4. Wirbelsäule beugen und strecken

Neigen Sie den Oberkörper etwa 45 Grad nach vorn. Die Hände auf die Oberschenkel stützen. Nun die Wirbelsäule strecken und beugen. 8-mal wiederholen.

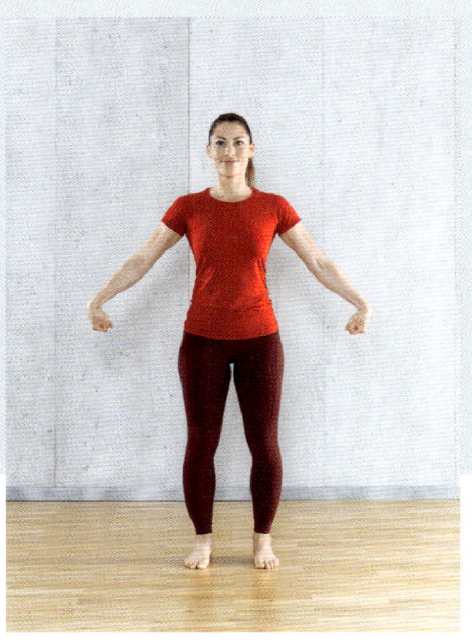

5.a

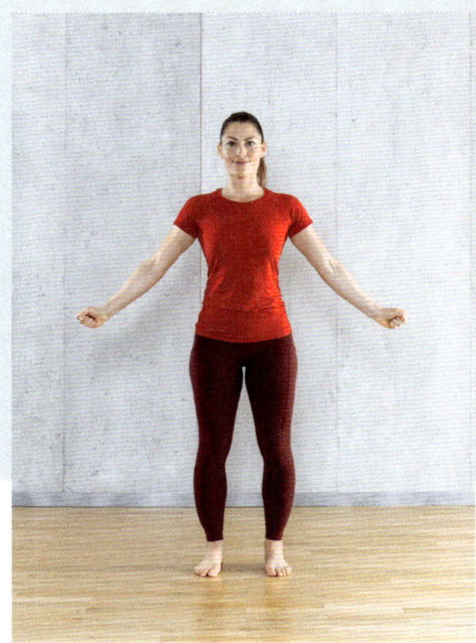

5.b

5. Handgelenke kreisen

Nehmen Sie eine aufrechte Haltung ein. Die Arme strecken und die Hände zu Fäusten ballen. Kreisen Sie die Handgelenke 4-mal rechtsherum und 4-mal linksherum.

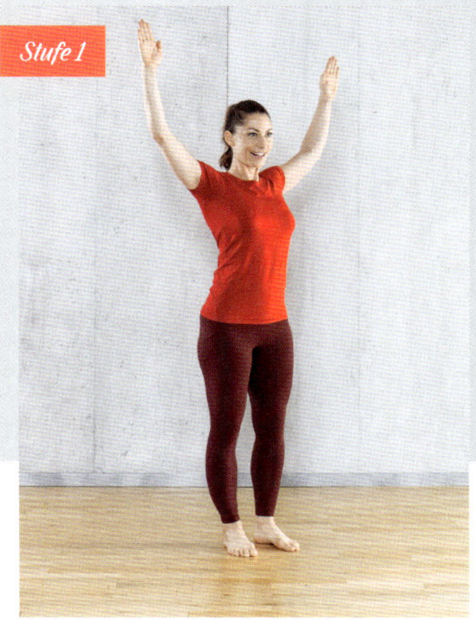

6.a

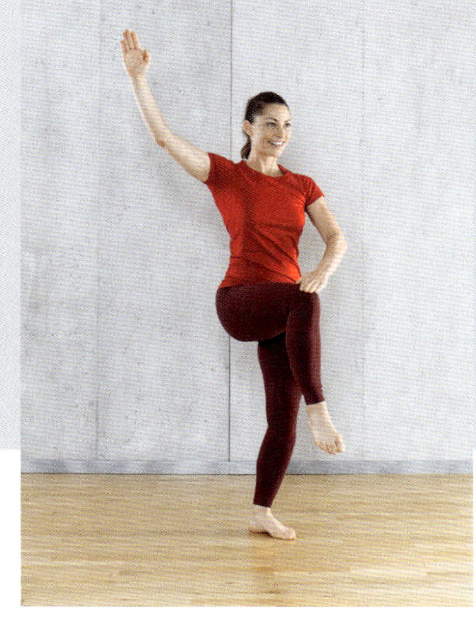
6.b

Übungen zur Aktivierung/ sensomotorisches Training

6. Schuhplattler

Stufe 1:
Im Stehen (6.a, 6.b)
Stufe 2:
Sitzposition (6.c)

Die Arme leicht angewinkelt diagonal nach oben strecken. Das linke Knie zum Oberkörper ziehen und den rechten Arm senken. Die rechte Hand berührt das linke Knie. Zurück zur Ausgangsposition und die Seite wechseln. 20-mal rechts und links im Wechsel. Führen Sie die Bewegung dynamisch aus.

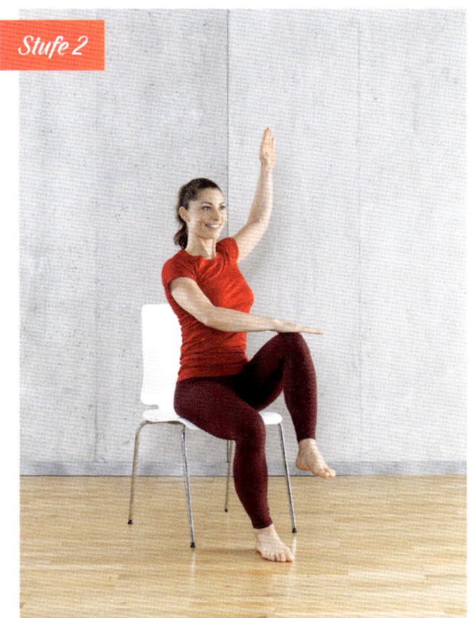

6.c

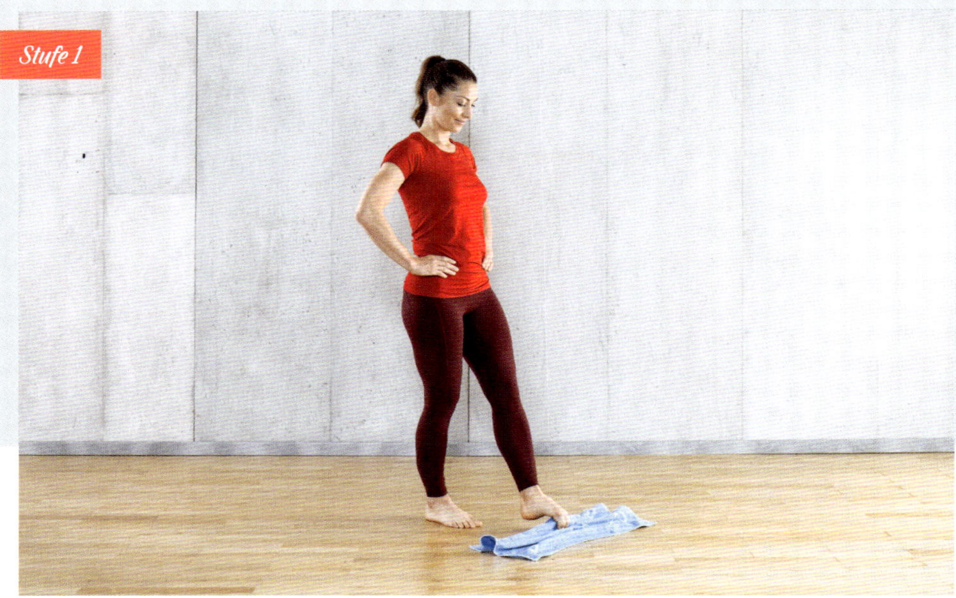

7.a

7. Bagger

Stufe 1:
Im Stehen (7.a, 7.b)
Stufe 2:
Sitzposition (7.c)

Mit dem Fuß ein Handtuch greifen und wieder loslassen. 5-mal, dann mit dem anderen Fuß.

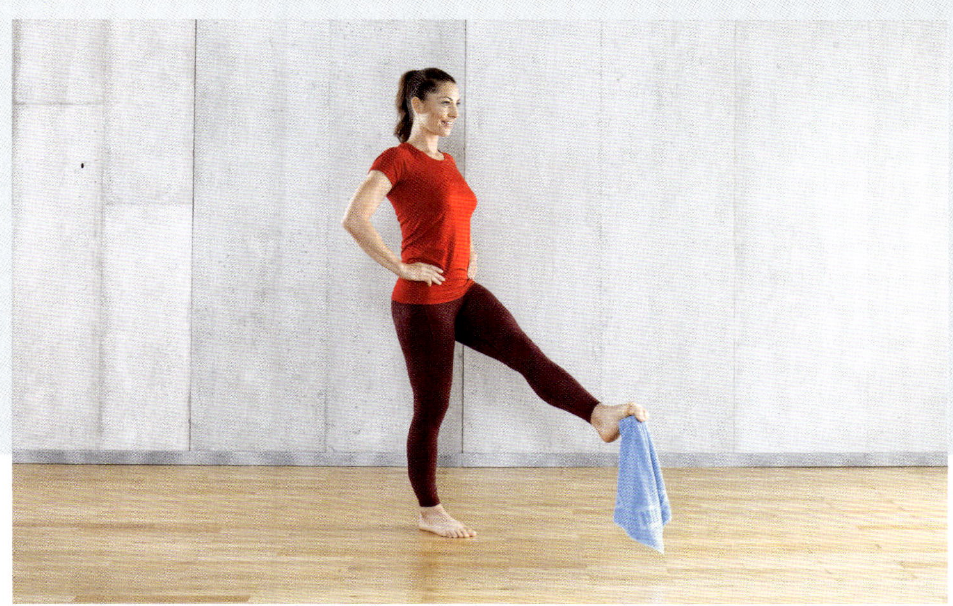

7.b

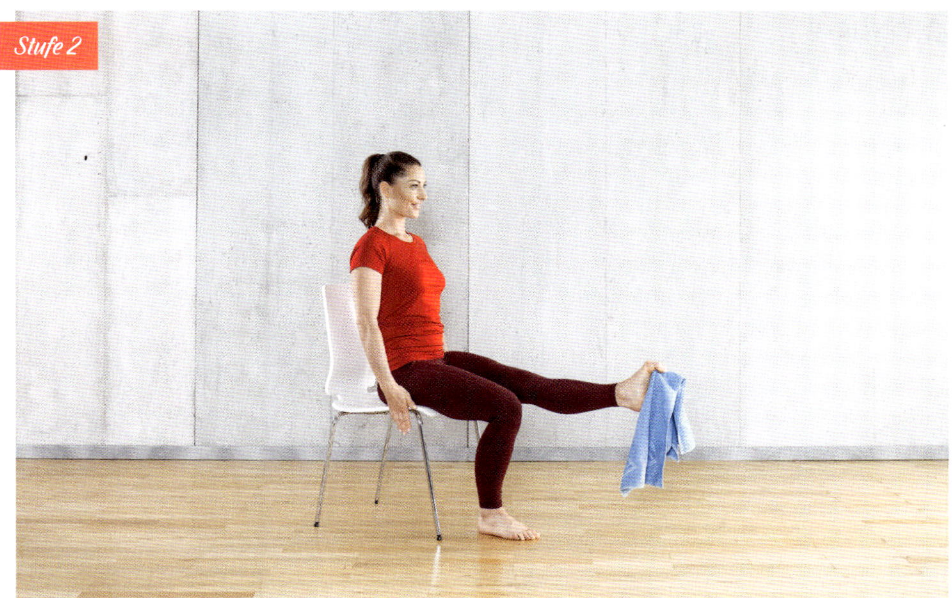

7.c

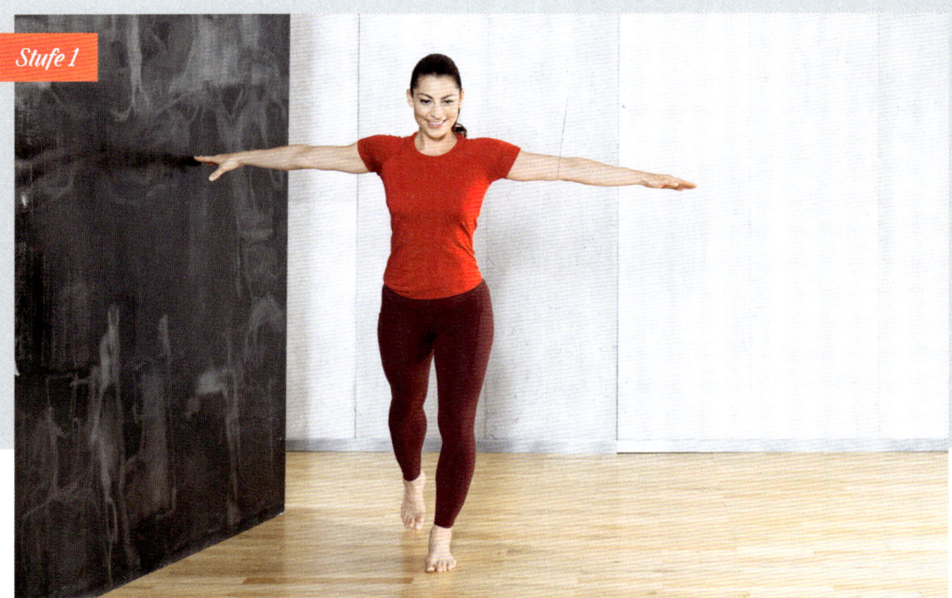

8.a

Balanceübungen

8. Flieger

Aus dem neutralen Stand die Knie leicht beugen und den Oberkörper 45 Grad nach vorn neigen.

Die Arme seitlich ausstrecken. Die Schulterblätter ziehen zur Wirbelsäule und nach unten Richtung Hosenbund. Nun strecken Sie ein Bein nach hinten aus. Dieses Bein bildet eine Linie mit dem Oberkörper.

15 Sekunden halten, kurze Pause, Seite wechseln.

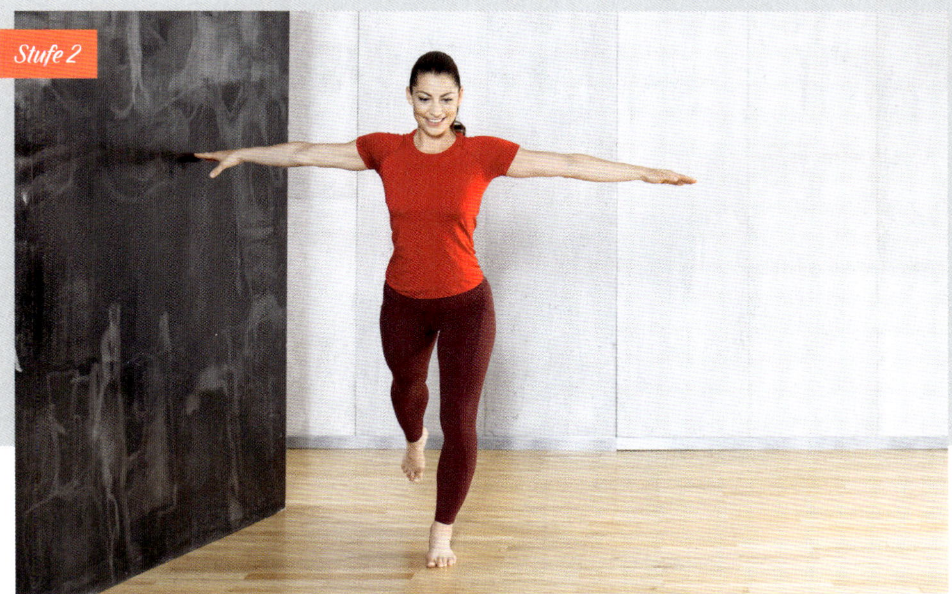

8.b

Stufe 1:

Die hintere Fußspitze bleibt am Boden oder Sie halten sich mit einer Hand an einem Tisch beziehungsweise der Wand fest (8.a).

Stufe 2:

Das hintere Bein abheben, ggf. kein Abstützen mit der Hand (8.b).

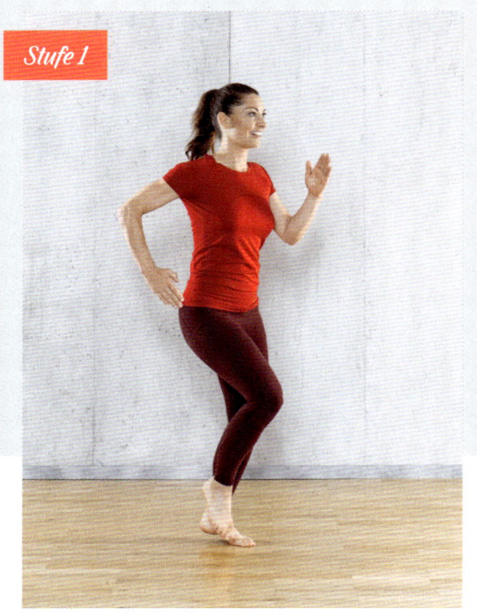

9.a

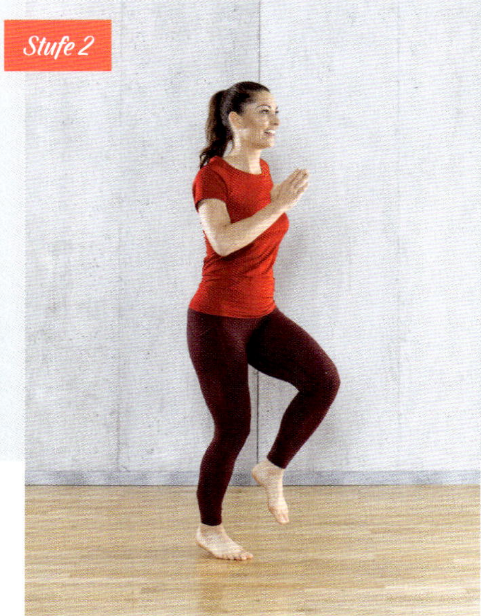

9.b

Übungen zum Cardio-Warm-up

9. Gehen/Joggen am Platz

Gehen (Stufe 1) oder joggen (Stufe 2) Sie auf der Stelle. Dabei die Arme mitschwingen. 1 Minute.

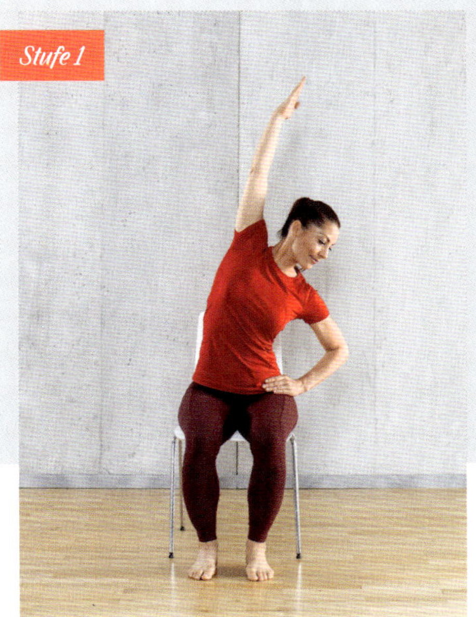

10.a

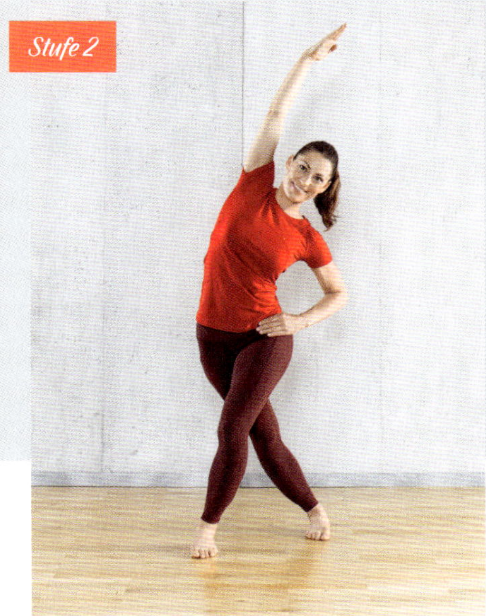

10.b

Faszienstretch – Übungsteil

10. Lateral Stretch

Stufe 1:
Sitzposition. Beide Füße stehen fest auf dem Boden (10.a).
Stufe 2:
Kommen Sie in eine Schrittposition, kreuzen Sie leicht die Beine. Das linke Bein befindet sich hinten. Beide Füße stehen fest auf dem Boden, Fußspitzen zeigen nach vorn. Vorderes Knie beugen, hinteres Bein strecken. Das Becken gerade ausrichten (10.b).

Stufe 1 und Stufe 2: Die Wirbelsäule aufrichten und den linken Arm nach oben strecken. Ziehen Sie sich über die Fingerspitzen hinaus lang. Stellen Sie sich vor, Sie möchten etwas greifen, das Sie nicht ganz erreichen.
Jetzt den Oberkörper nach rechts neigen und mit dem linken Arm Zugbewegungen nach rechts ausführen. Der Kopf bleibt in Verlängerung zur Wirbelsäule; den Kopf zum Boden richten. Den Blick zum Boden richten. Spüren Sie die Dehnung in den seitlichen Flanken. 20 Sekunden, dann die Seite wechseln.

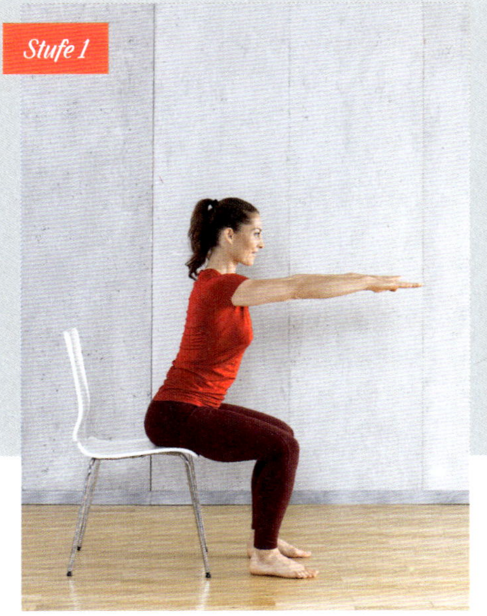

11.a

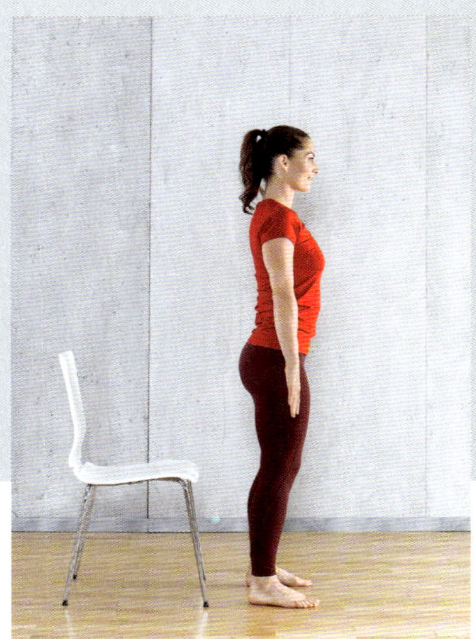
11.b

Kräftigung – Übungsteil

11. Kniebeugen

Schwerpunkt: Bein-/Gesäß-/Hüftmuskulatur

Stufe 1:
Setzen Sie sich an die vordere Kante der Sitzfläche Ihres Stuhls. Die Füße schulterbreit aufstellen, die Fußspitzen zeigen leicht nach außen. Rücken aufrecht. Die Arme auf Schulterhöhe nach vorn strecken. Den Oberkörper etwas vorbeugen. Blick geradeaus (11.a).
Möglichst ohne Schwung aufstehen, dabei die Arme senken. Die Knie bleiben leicht gebeugt (11.b).
Wieder zurück zur Ausgangsposition.

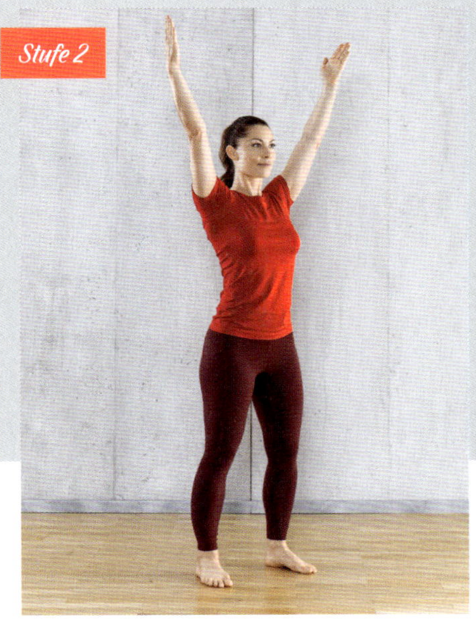

11.c

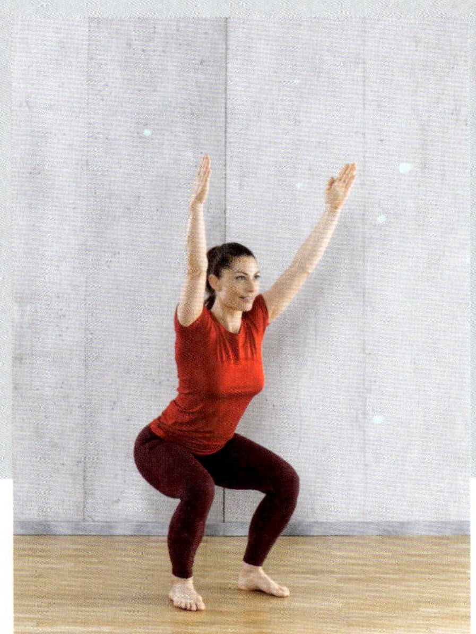

11.d

Stufe 2:
Schulterbreiter Stand, die Fußspitzen zeigen leicht nach außen. Die Arme V-förmig nach oben strecken (11.c)
Das Gesäß absenken. Die Knie zeigen Richtung Fußspitzen (ohne nach innen oder außen zu knicken). Stellen Sie sich vor, Sie setzen sich auf einen Stuhl. Blick geradeaus (11.d).
Zurück zur Ausgangsposition.
20 Wiederholungen.

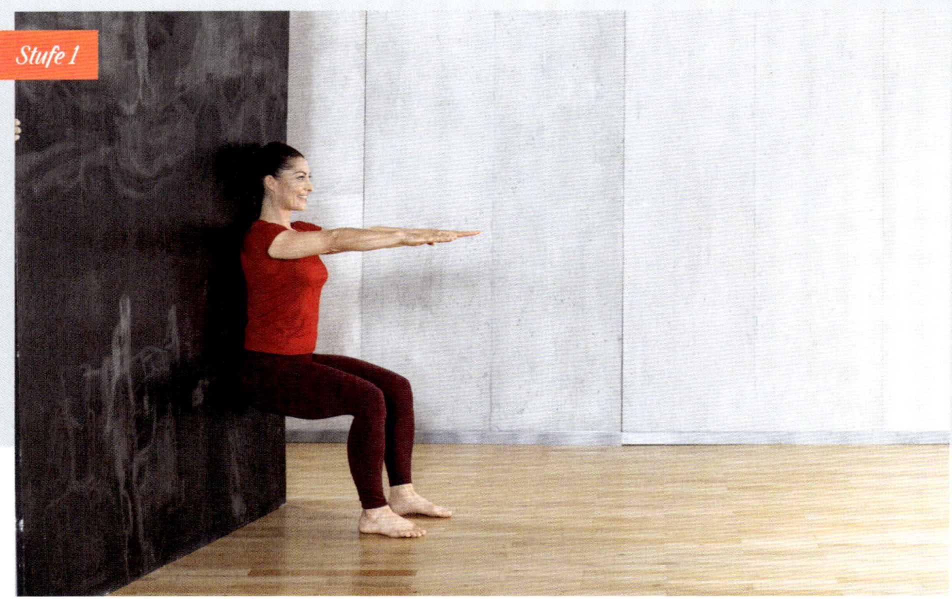

12

12. Statische Kniebeuge

Schwerpunkt: Bein-/Gesäß-/Hüftmuskulatur

Stufe 1:

Stellen sie sich mit dem Rücken zur Wand. Beugen Sie die Knie und laufen Sie in kleinen Schritten nach vorn, bis Sie die Position erreicht haben, die Sie auf der Illustration sehen: Hinterkopf, Rücken, Schultern und Beckenkamm an die Wand drücken. Knie und Hüfte sind im 90-Grad-Winkel. Die Arme auf Schulterhöhe nach vorne strecken.

Stufe 2:

Position 11.d *(siehe Seite 107)* der Kniebeugen halten.

Haltezeit: 20 Sekunden.

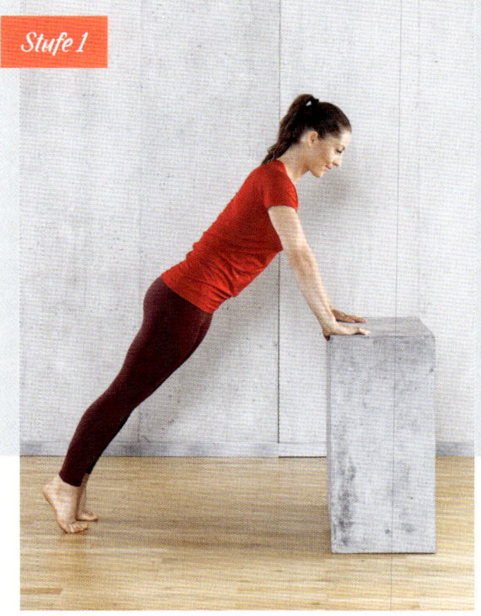

13.a

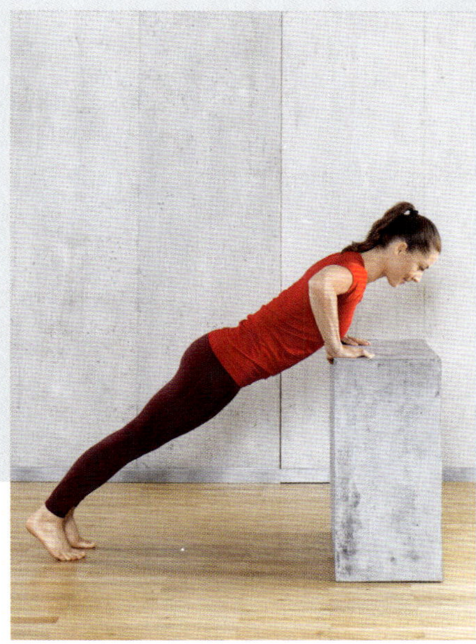

13.b

13. Liegestütz

Schwerpunkt: Brust, Rumpf

Stufe 1:

Stützen Sie die Hände etwas weiter als schulterbreit auf einen fest stehenden Tisch und laufen Sie mit den Füßen zurück, bis Sie leicht schräg stehen (13.a).

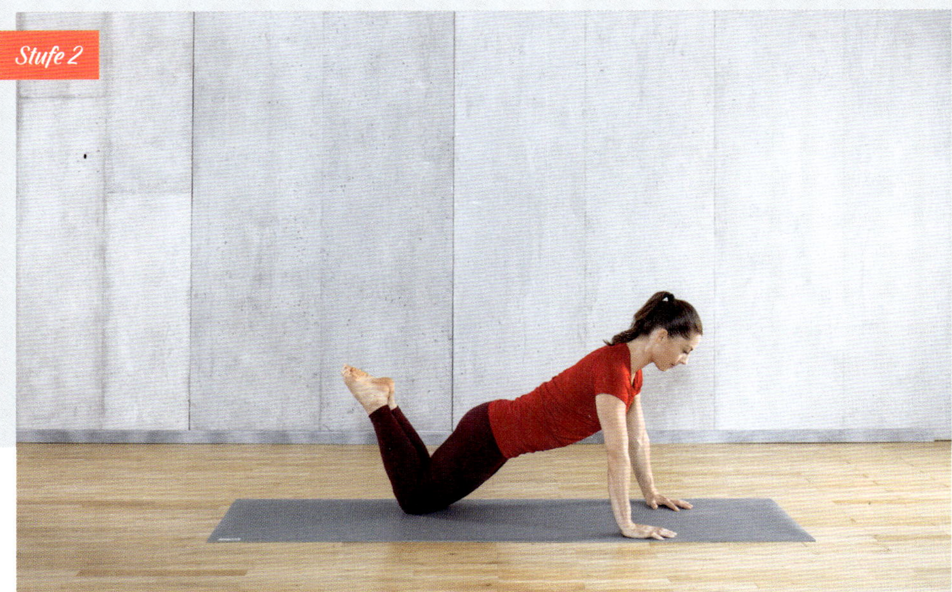

13.c

Stufe 2:
Stützposition am Boden, Knie absetzen (13.c). Steigerung: Beine strecken (13.e)

Stufe 1 und 2: Die Fingerspitzen zeigen leicht nach innen. Drücken Sie die Fingerkuppen und Handwurzeln auf den Untergrund und zueinander, um die Handmuskulatur zu aktivieren. Die Schultern befinden sich in einer geraden Linie mit den Handgelenken. Aus den Schultern herausdrücken. Kopf, Oberkörper und Beine auf eine Linie bringen. Bauch und Po anspannen. Die Unterschenkel bzw. Füße sind parallel.

Nun die Arme beugen (13.b) und (13.d). Zurück zur Ausgangsposition (13.a) beziehungsweise (13.c).
10-mal wiederholen.

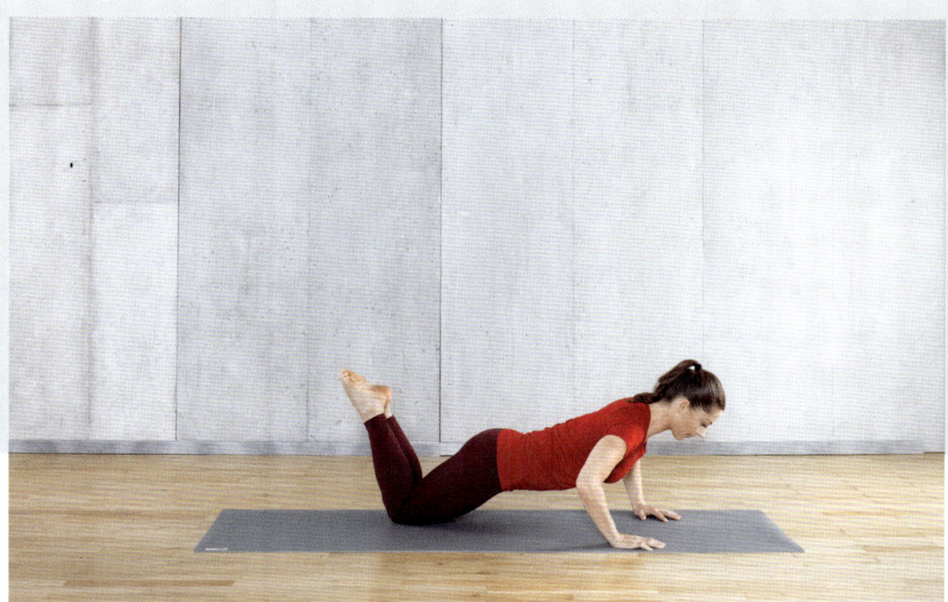

13.d

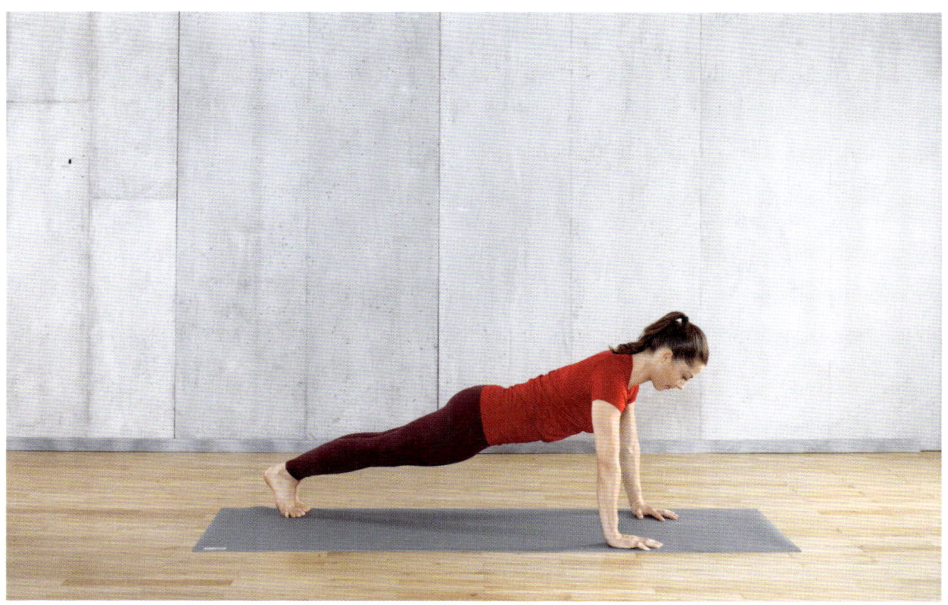

13.e

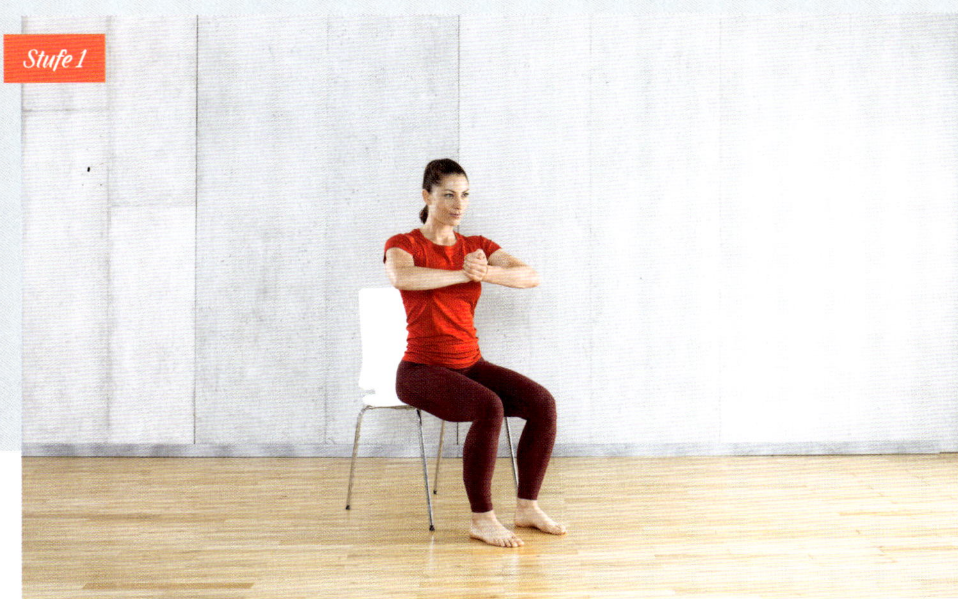

14.a

14. Statische Push-Position

Schwerpunkt: Brust

Stufe 1:

Sitzposition. Legen Sie die linke Hand in die rechte und drücken Sie die Hände fest zusammen. Die Schulterblätter zueinander und nach unten Richtung Hosenbund ziehen. Brustbein heben, Bauch fest.
15 Sekunden halten, kurze Pause, Seite wechseln: Nun die rechte Hand in die linke Hand legen 15 Sekunden zusammendrücken.

Stufe 2:

Liegestützposition von Übung 13 statisch halten (14.b oder 14.c).
Steigerung: (13.e) halten.
15 Sekunden halten.

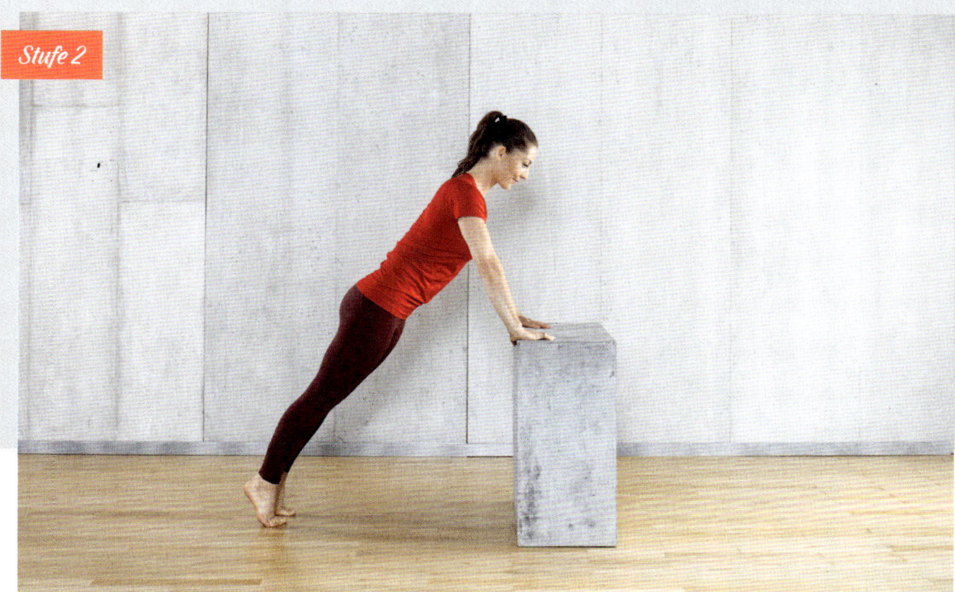

14.b

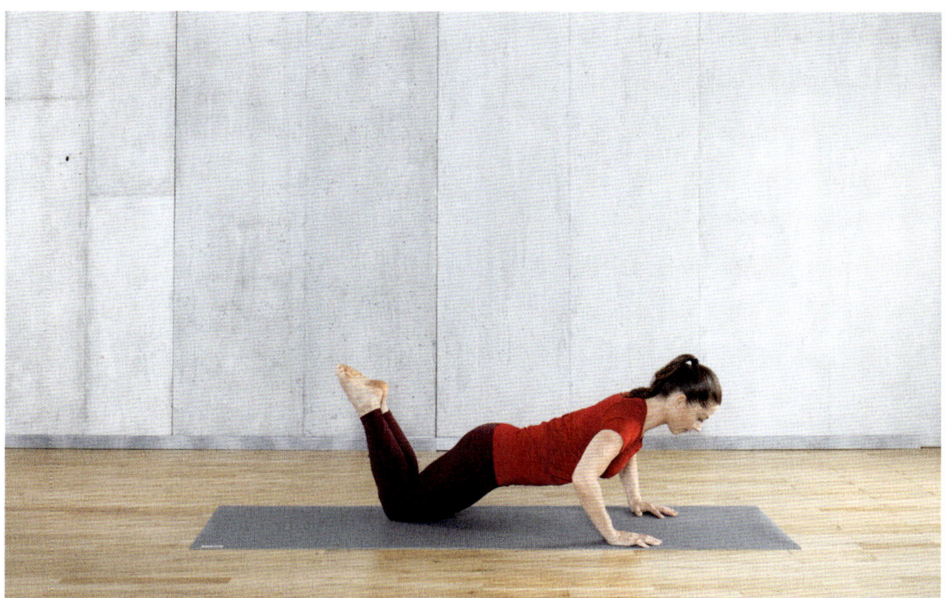

14.c

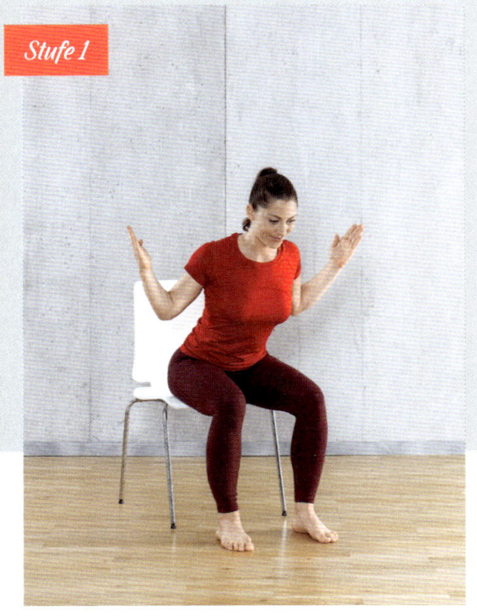

15.a

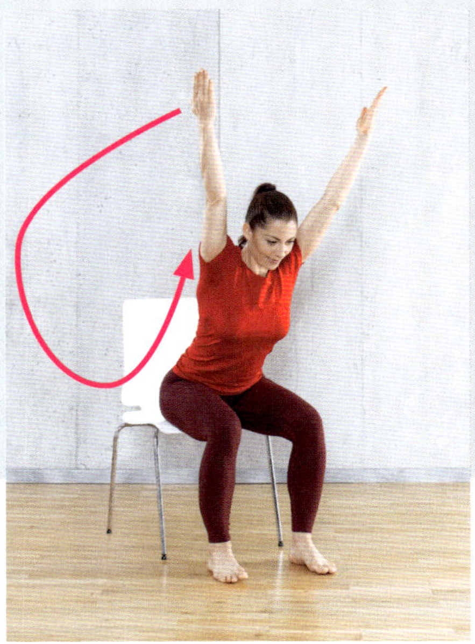

15.b

15. Schwimmer

Schwerpunkt: Rücken

Stufe 1:

Sitzposition, Füße schulterbreit aufstellen, Fußspitzen zeigen leicht nach außen.

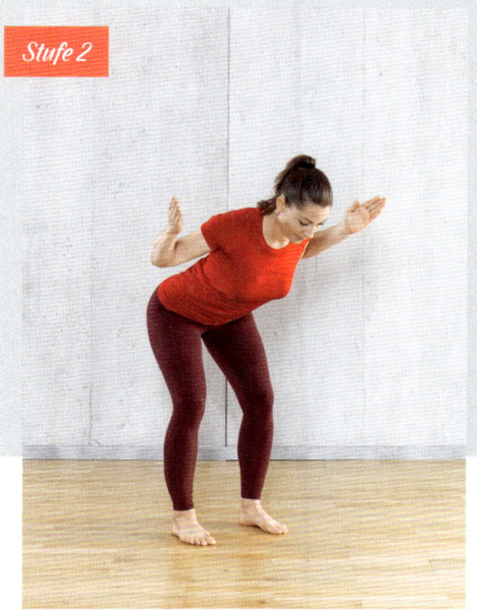

15.c

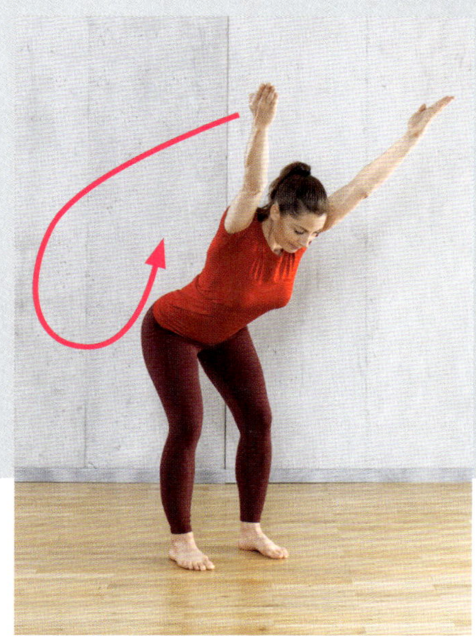

15.d

Stufe 2:
Kommen Sie in einen schulterbreiten Stand. Die Fußspitzen zeigen leicht nach außen, Knie leicht beugen.

Stufe 1 (15.a) und Stufe 2 (15.c): Den Oberköper gestreckt nach vorn neigen. Der Kopf befindet sich in Verlängerung der Wirbelsäule. Die Arme seitlich anwinkeln.
Nun die Handflächen nach oben drehen und die Arme über den Kopf nach vorn strecken (15.b) und (15.d). Die Arme in Halbkreisen über außen zurück zur Ausgangsposition führen.
8-mal wiederholen.

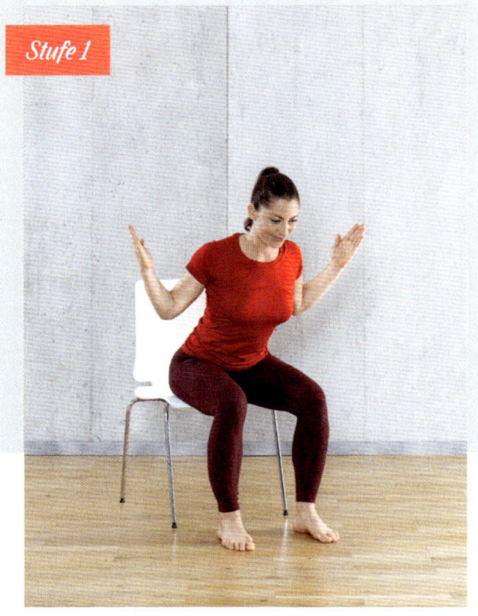

16.a

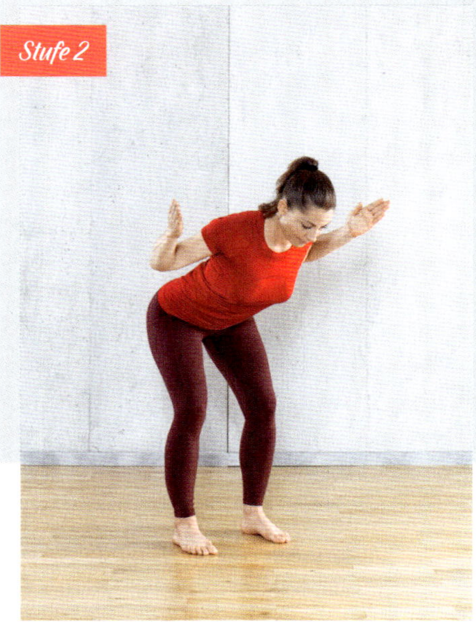

16.b

16. W-Pose

Schwerpunkt: Rücken
Die Übung 15 statisch halten.

Stufe 1: 16.a
Stufe 2: 16.b
Position (15.a) beziehungsweise (15.c) halten. Die Arme bilden ein »W«. Dabei die Schulterblätter zur Wirbelsäule und nach unten Richtung Hosenbund ziehen. Die Unterarme nach hinten, die Ellenbogen nach vorn drücken.
15 Sekunden halten.

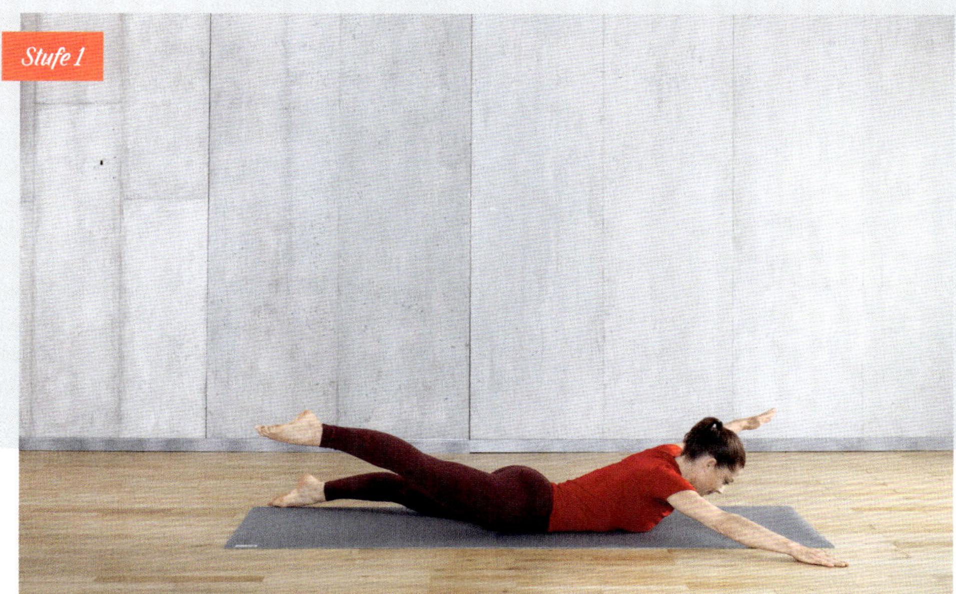

17.a

17. Arm- und Beinheben in Bauchlage und im Vierfüßler

Schwerpunkt: Rücken

Stufe 1:

In der Bauchlage Arme und Beine V-förmig ausstrecken. Die Handflächen und Fußrücken in den Boden drücken. Po anspannen. Kopf und Oberkörper leicht vom Boden lösen. Den linken Arm und das rechte Bein anheben (17.a) und senken.

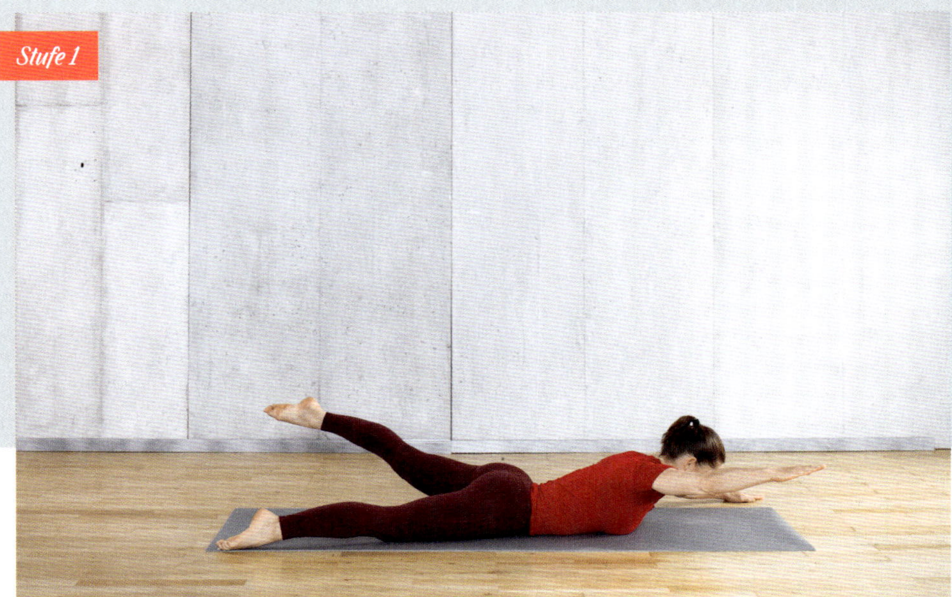

17.b

Dann den rechten Arm und das linke Bein abheben (17.b) und wieder senken.
8-mal wiederholen im Wechsel rechts/links.

Stufe 2:
Im Vierfüßlerstand die Handgelenke unter die Schultern und die Knie unter die Hüfte bringen. Die Fingerspitzen zeigen nach vorn. Aus den Schultern herausdrücken. Kopf und Rücken bilden eine Linie, Bauch fest. Den linken Arm und das rechte Bein ausstrecken (17.c).
Ziehen Sie nun den linken Ellenbogen und das rechte Knie zueinander. Dabei den Rücken runden und den Kopf einrollen (17.d) und wieder strecken.
8-mal wiederholen.

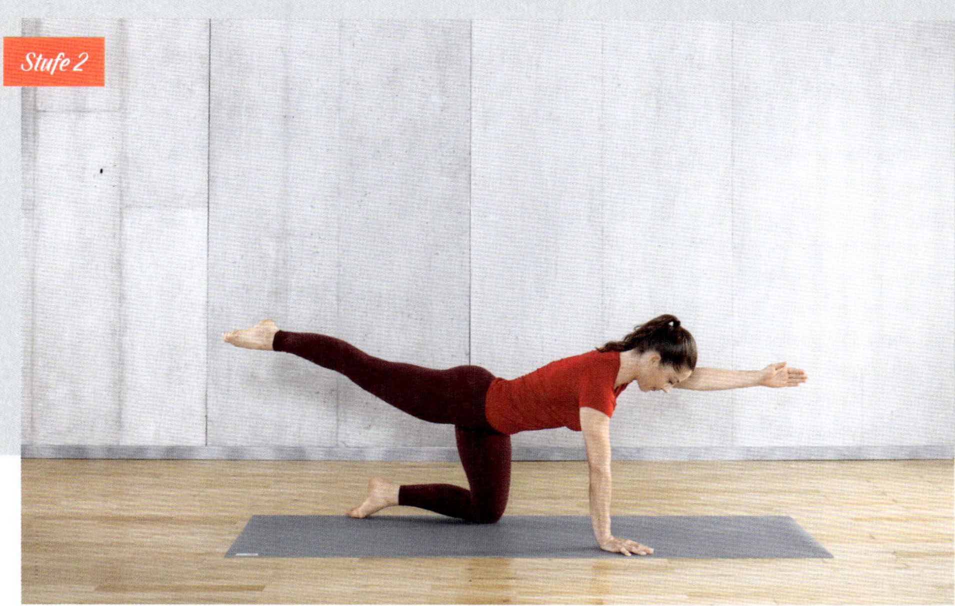

17.c

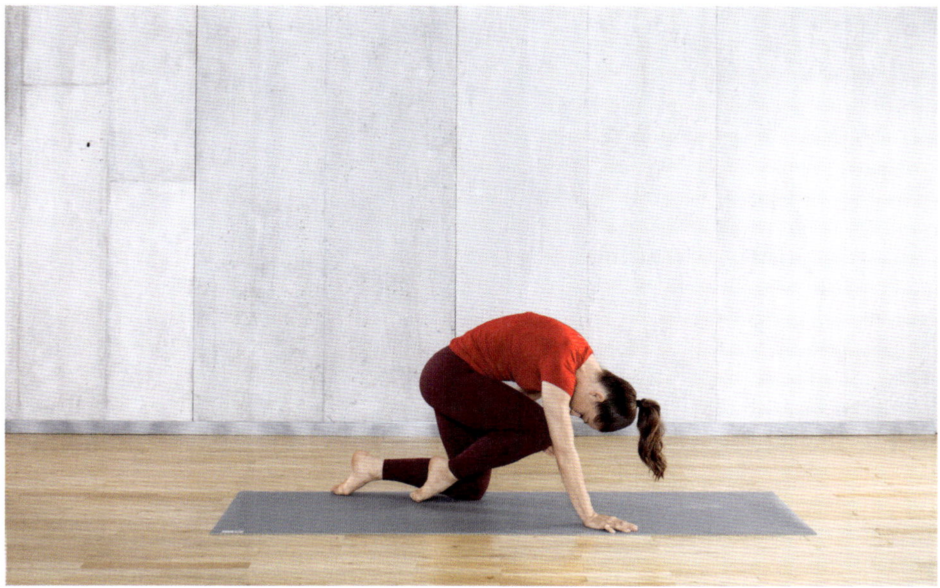

17.d

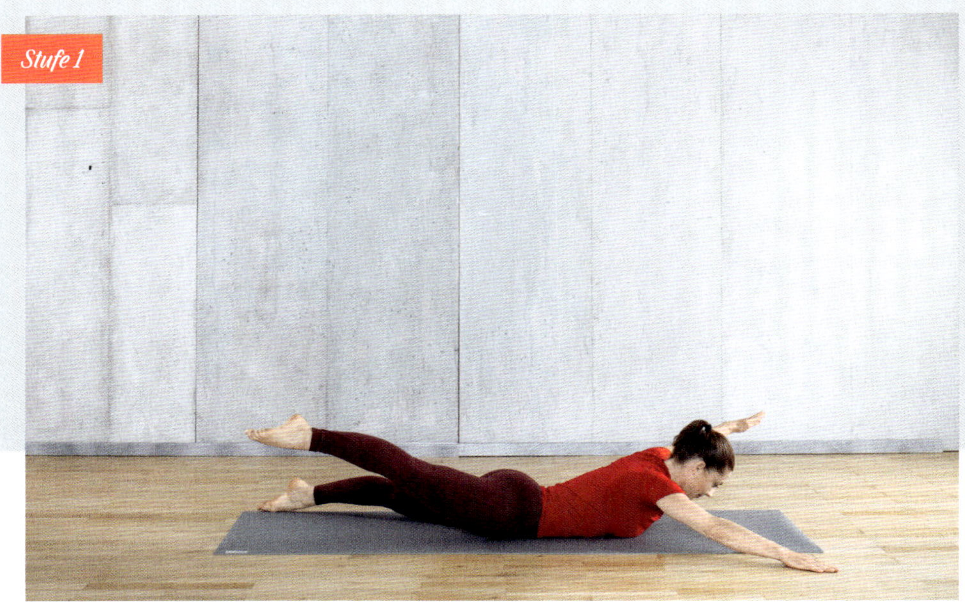

18.a

18. Arm- und Beinheben in Bauchlage und im Vierfüßler, statisch

Schwerpunkt: Rücken

Stufe 1:
Die Position 17.a statisch halten.

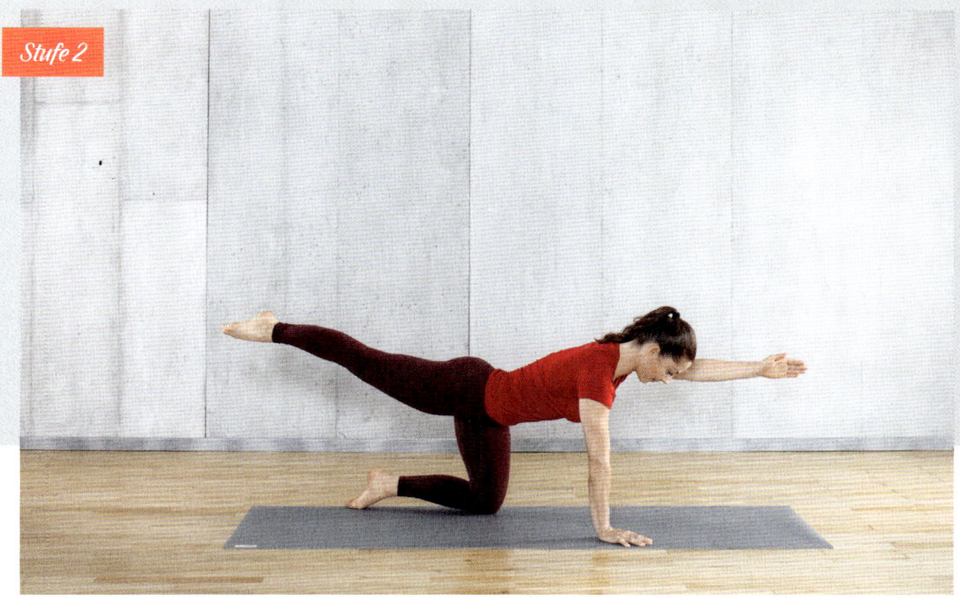

18.b

Stufe 2:
Vierfüßlerposition (17.c) halten.

Stufe 1 bzw. Stufe 2:
15 Sekunden halten, dann die Seite wechseln.

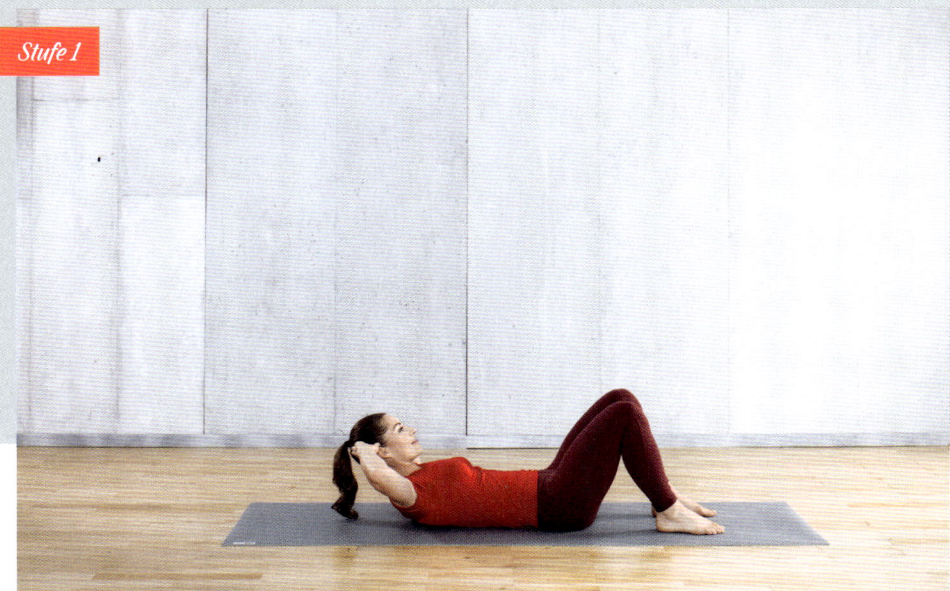

19.a

19. Diagonale Crunches

Schwerpunkt: Bauch

Nehmen Sie eine Rückenlage ein. Beine aufstellen, Hände an den Hinterkopf. Dann Kopf und Schultern vom Boden lösen und dabei den Bauch anspannen (19.a).
Die linke Hand zum rechten Knie ziehen. Das rechte Bein anwinkeln. Dabei den Oberkörper nach rechts drehen. Hand und Knieinnenseite fest aneinanderdrücken (19.b).
Zurück zu 19.a.
Einfachere Variante: Den Kopf am Boden ablegen. Die Bauchwand nach unten drücken und die Bewegung wie beschrieben ausführen (19.c).

Stufe 2:
In Rückenlage die Beine aufstellen. Hände an den Hinterkopf. Kopf und Schultern vom Boden lösen, Bauch anspannen. Den linken Arm nach hinten, das rechte Bein nach vorn strecken (19.d).
Nun die linke Hand und das rechte Knie zueinanderziehen. Dabei den Oberkörper nach rechts drehen. Hand und Knieinnenseite fest aneinanderdrücken (19.e).
15-mal wiederholen, dann die Seite wechseln.

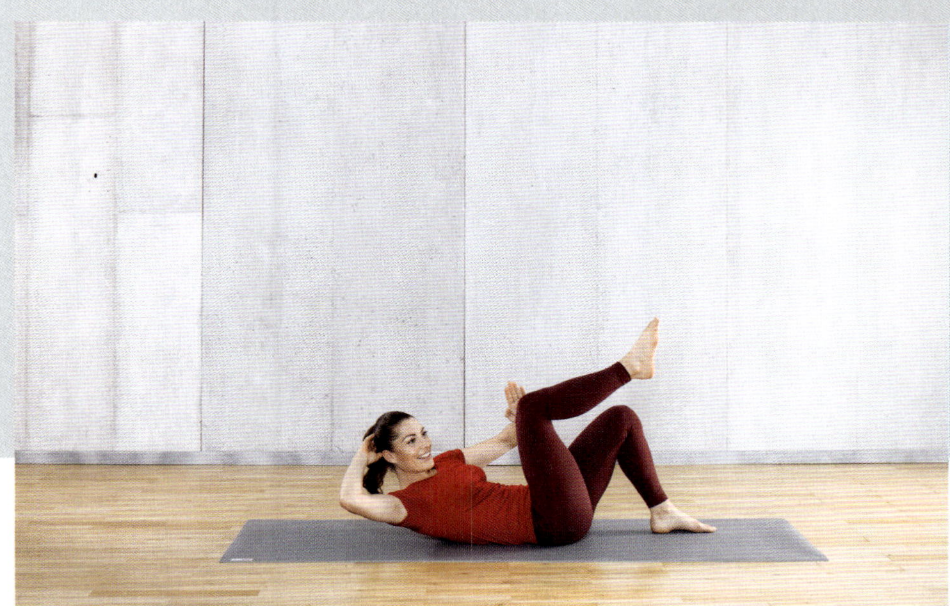

19.b

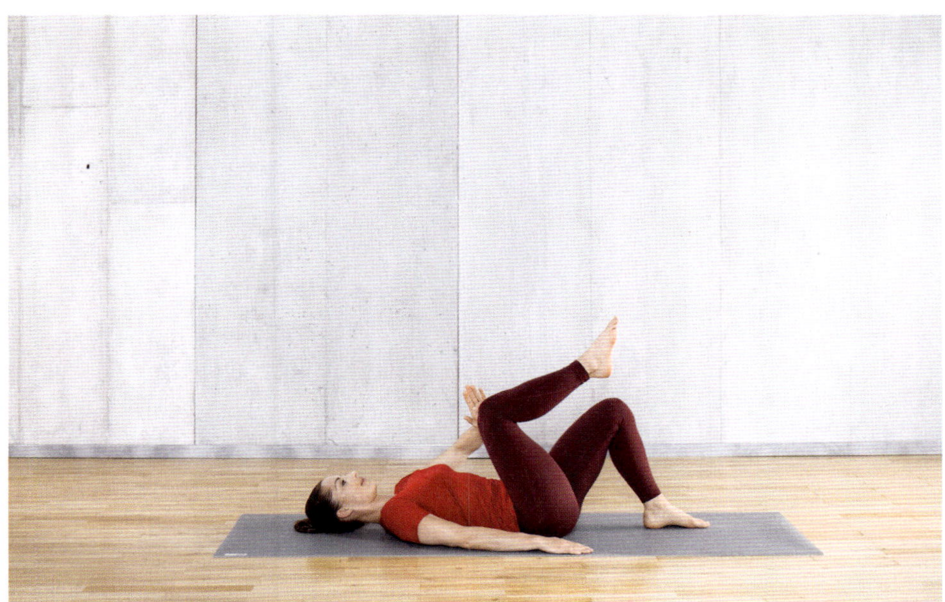

19.c

Stufe 2

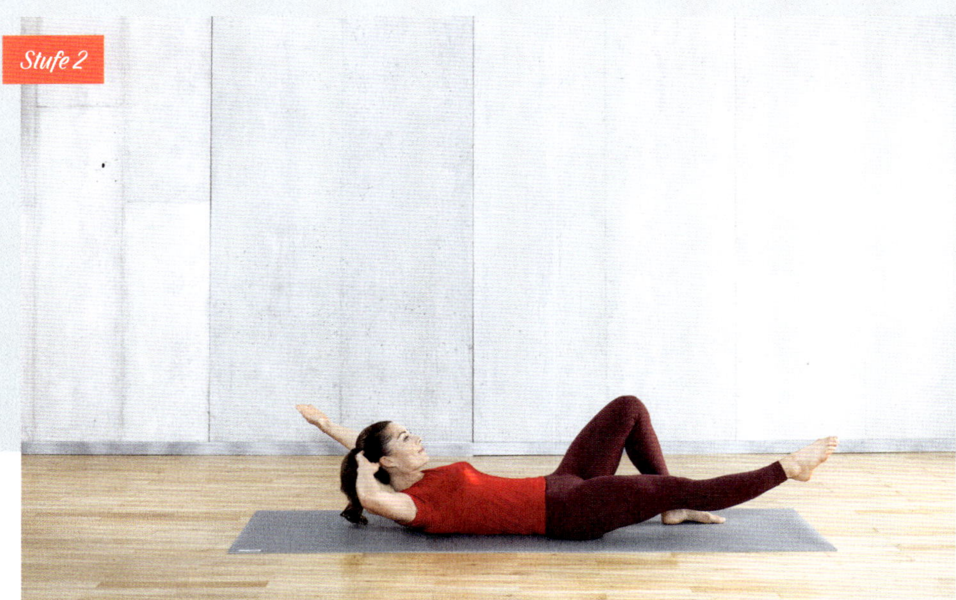

19.d

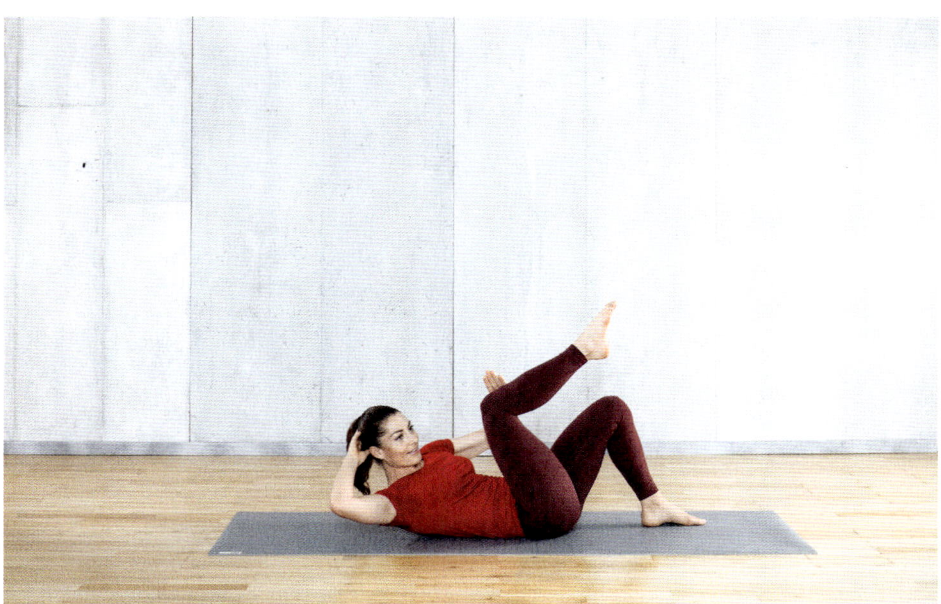

19.e

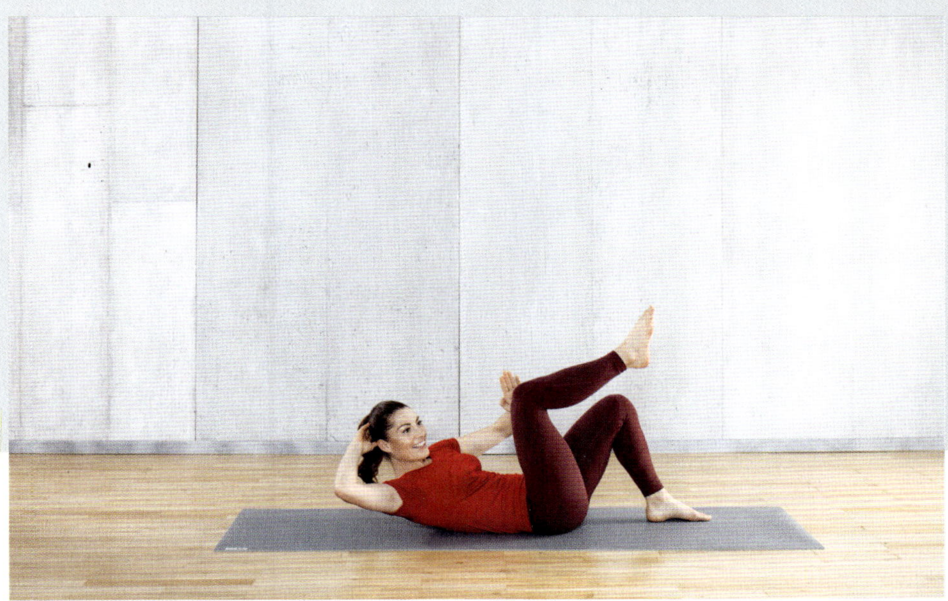

20

20. Diagonaler Crunch, statisch

Schwerpunkt: Bauch

Die Position (19.b) statisch halten. Hand und Knieinnenseite fest aneinanderdrücken, Druck und Gegendruck.
5 Sekunden halten, dann die Seite wechseln.

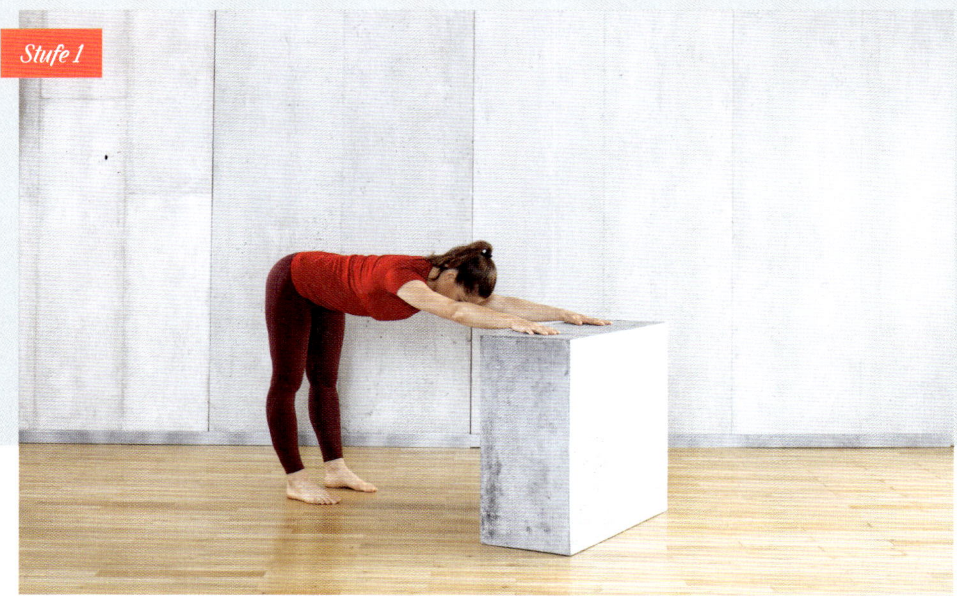

21.a

Stretching – Übungsteil

21. Cat-Stretch

Schwerpunkt: Brustöffnung, Dehnung der Beinrückseite und der Brust

Stufe 1:

Die Hände auf einen Tisch absetzen. Nach hinten laufen bis die Beine und die Hüfte einen Winkel von etwa 90° erreichen (21.a). Die Fingerspitzen zeigen geradeaus. Den Oberkörper Richtung Boden drücken. Die Achselhöhlen bleiben dabei nach unten ausgerichtet, die Schultern damit stabil. Den Kopf in Verlängerung der Wirbelsäule halten.

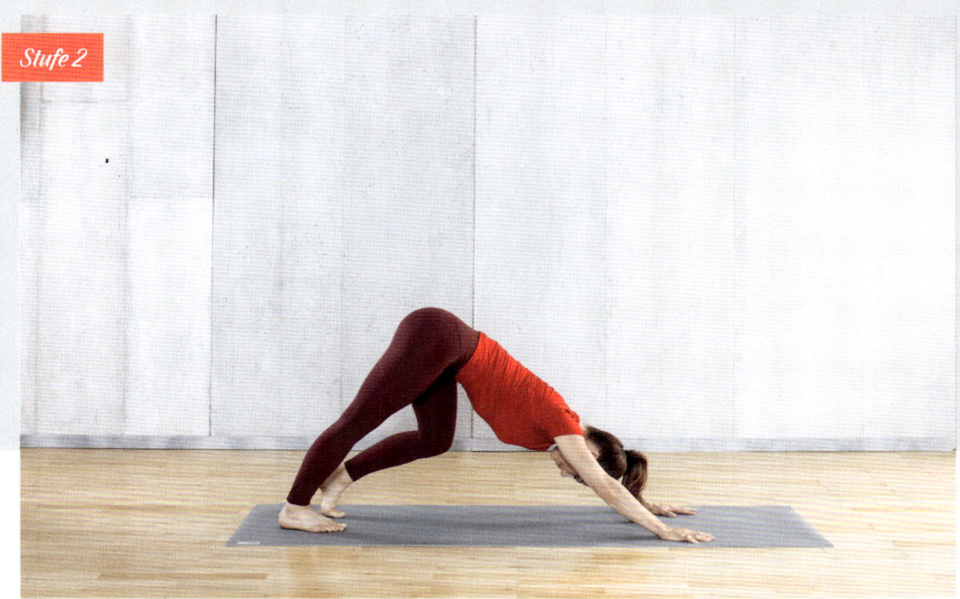

21.b

Stufe 2:
Aus der Stützposition schieben Sie den Po nach oben in eine »umgekehrte V-Position«. Langsam auf der Stelle gehen, dabei die Füße abrollen und das Becken verschieben. Den Rücken durchbewegen wie eine Katze.

Stufe 1 bzw. Stufe 2:
20 Sekunden

Mentales Training

Neben einer gesunden, ausgewogenen Ernährung und einem gezielten Training ist der mentale Zustand ausschlaggebend für Ihre körperliche Gesundheit und damit auch für Ihre Knochen.
Kennen Sie Situationen, wenn alles rundläuft? Sie sind gut drauf, fühlen sich rundum wohl und nichts kann Sie aus der Bahn werfen? Auch das Training geht dann wie von alleine.
Dann gibt es Situationen, die belastend wirken können. Die Gedanken kreisen immer um dasselbe Thema und die Motivation für alles andere bleibt auf der Strecke.

Stress entsteht im Kopf. Denn unsere Gedanken lösen Emotionen aus, und diese wiederum beeinflussen unser Handeln.
Ich kann Ihnen an dieser Stelle nicht Ihr Stressthema lösen. Dazu sind die Themen viel zu individuell und es braucht Zeit und gezielte Fragen sowie Übungen. Wie beim körperlichen Training auch stehe ich dabei meinen Coachees (Menschen, die ein Coaching bekommen) als professioneller Coach zur Seite. Aber ich möchte Ihnen Anregungen geben.
Werden Sie heute Ihr eigener Coach mit dem folgenden Selbstcoaching.

Selbstcoaching für mehr Ausgeglichenheit

Beantworten Sie folgende Fragen in Ruhe, ganz für sich.

1. Für was sind Sie dankbar?
   (Situationen, Menschen, Erlebnisse, Möglichkeiten, Fähigkeiten, Eigenschaften …)
2. Was lief heute/in letzter Zeit in Ihrem Leben gut und was haben Sie dazu beigetragen, dass es heute/in letzter Zeit in Ihrem Leben gut lief?
3. Gibt es etwas, das Sie gern ändern möchten?
   a) Können Sie es ändern? Wenn ja, wie?
   b) Wenn Sie es nicht ändern können, ist das auch eine Erkenntnis.
4. Welche Menschen, Orte, Situationen tun Ihnen gut?
   (Treffen Sie diese Menschen häufiger. Wenn nicht in Person, dann per Telefon oder online. Besuchen Sie häufiger diese Orte, soweit möglich, oder hängen Sie sich ein Bild von diesem Ort an Ihren Arbeitsplatz oder in Ihre Wohnung. Schaffen Sie öfter Situationen der Begegnung.)

5. Was möchten Sie in Zukunft umsetzen? Was können Sie heute schon tun? (Gehen Sie in kleinen Schritten vorwärts. Beantworten Sie beispielsweise Frage 2 täglich abends in einem Tagebuch oder im Gespräch.)

Ich wünsche Ihnen viel Spaß und Erfolg mit meinem Programm.
Wenn Sie sich mal mehr Unterstützung wünschen, melden Sie sich gerne unter info@johannafellner.de

Mehr Informationen finden Sie auf www.johannafellner.de

Alles Gute, Ihre

Johanna Fellner

BEHANDLUNG – ERST DER PATIENT, DANN DIE KRANKHEIT

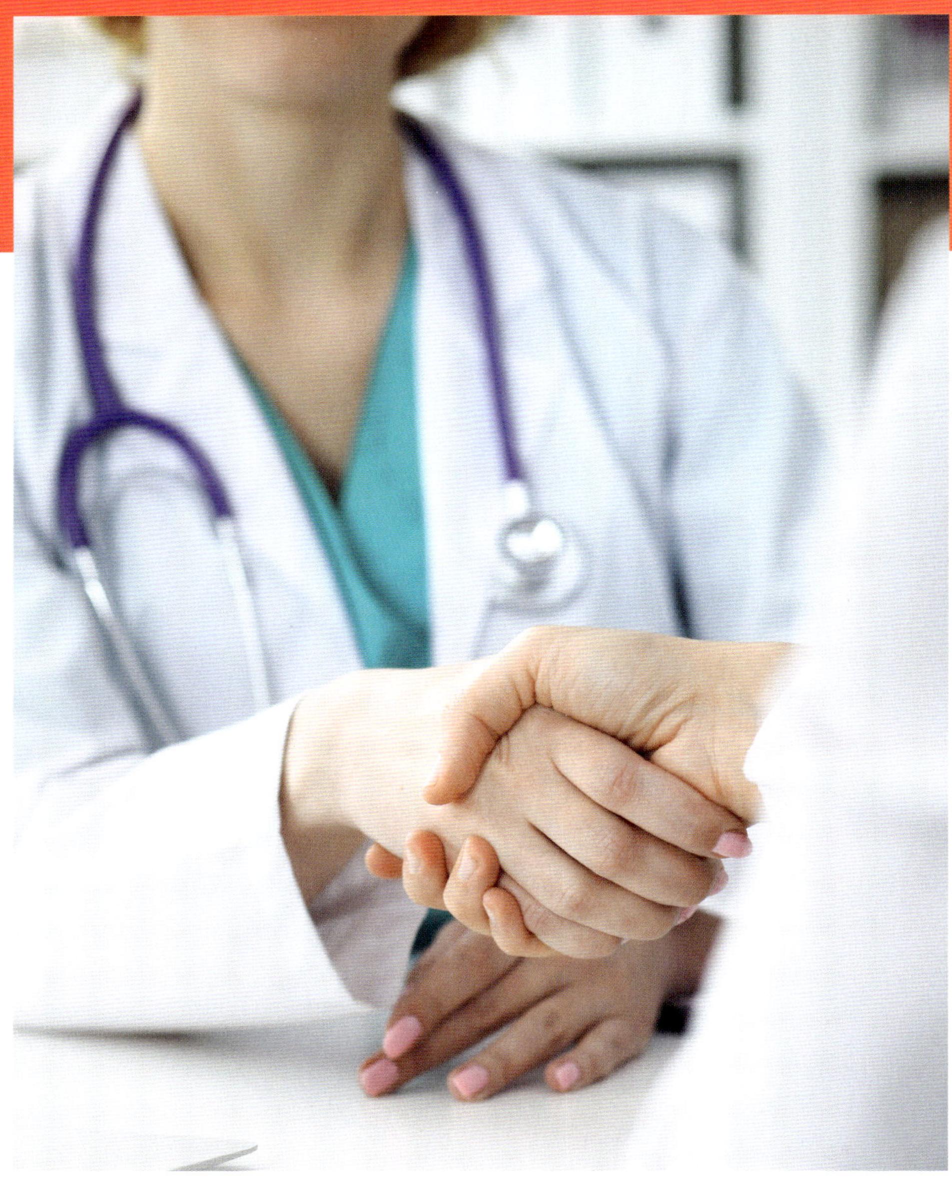

Geduld bringt den Erfolg

Sollte der Arzt bei Ihnen eine Osteoporose nachgewiesen haben, so möchte ich Sie auffordern, aktiv bei der Behandlung der Osteoporose mitzuarbeiten. Gerade bei chronischen Erkrankungen fällt es Patienten oft schwer, Medikamente regelmäßig einzunehmen, vor allem, wenn sich die Krankheit nicht sofort mit Einschränkungen oder Schmerzen bemerkbar macht. Die Gefährlichkeit der Osteoporose wird leicht vergessen, solange noch keine Knochenbrüche aufgetreten sind. Geduld und Ausdauer sind daher bei der Behandlung nötig, denn die Erkrankung, die im Lauf von vielen Jahren entstanden ist, braucht Monate, manchmal Jahre für ihre Heilung. Auch wenn es Ihnen schwerfällt, sollten Sie in Phasen von Ungeduld und Zweifel an die vielen Jahre denken, die Sie noch mobil verbringen möchten. Ein guter Arzt wird Sie beharrlich motivieren und mahnen, eine vereinbarte Behandlungsstrategie zu realisieren. Als beste Unterstützung erweisen sich Schmerzlinderung und Dokumentation der ansteigenden Knochenmasse in der jährlichen Knochendichtemessung. So sehen Sie »schwarz auf weiß«, dass es Ihren Knochen besser geht.

Die Schmerzspirale durchbrechen

Osteoporosebedingte Schmerzen sind akute Schmerzen, denen fast immer ein Knochenbruch im mittleren und unteren Wirbelsäulenabschnitt vorangeht. Dieser schlagartig einsetzende Rückenschmerz lässt langsam nach, kann aber auch nach Abheilen des Bruchs in chronischen Schmerz übergehen. Er entsteht durch Verformung der Wirbelsäule, durch Fehl- und Überbelastung der Muskulatur und Schädigung der Wirbelgelenke. Dieser Schmerz kann zu Schlaflosigkeit, Reizbarkeit und Depressionen führen, die das Schmerzempfinden wiederum noch verstärken. Es gilt, als erste Therapiemaßnahme diese Schmerzspirale zu durchbrechen. Im Vordergrund steht dabei die physikalische Therapie. Schmerzmittel (Analgetika) werden erst in zweiter Linie eingesetzt.

Physikalische Therapie

In jedem Fall sollte eine Röntgenaufnahme des Skeletts im Schmerzbereich durchgeführt werden, um einen Knochenbruch und das Ausmaß der Knochenzerstörung zu erkennen. Ein Korsett sollte möglichst nicht angelegt werden, denn damit würde die

Beweglichkeit nur weiter eingeschränkt werden. Im akuten Stadium ist zur Achsentlastung gelockerte Bettruhe sinnvoll, aber nur so lange, bis der Schmerz gelindert ist. Bewährt haben sich Wärmeanwendungen (Moorpackungen), Solebäder und spezifische krankengymnastische Maßnahmen, zum Beispiel isometrische Muskelübungen. Danach können mehrmals pro Tag Phasen vorsichtiger und kurzzeitiger Achsbelastung – abwechselnd mit Übungen zu Entlastungshaltungen – eingebaut werden. Zusätzlich ist zur Durchblutungsförderung eine Behandlung mit kalten Wickeln sinnvoll, während eine Wärmebehandlung erst bei chronischen Schmerzen infrage kommt. Ihr Arzt wird auch krankengymnastische Behandlungen mit Entspannungs- und Atemübungen verordnen. Weitere Möglichkeiten: Massage, Akupunktur, Elektrotherapie und Injektionsbehandlungen mit Lokalanästhetika (Substanzen zur örtlichen Betäubung).

Mobilisierung

Ist der akute Schmerz erträglich geworden, geht es vor allem um die Kräftigung der Muskulatur zur Mobilisierung. Dies geschieht durch geführte Bewegungen und Anspannungsübungen, kombiniert mit einer Entlastungslagerung.
Eine durchblutungsfördernde und entspannende Wärmebehandlung mit lokalen Wärmepackungen in Form von heißen Rollen, feucht-heißen Kompressen oder Moorerdepackungen oder auch Infrarotbestrahlungen lindern die Schmerzen deutlich. Massagen sind dagegen weniger effektiv. Bewegungsbäder im warmen Wasser (Thermalbad) bewirken durch den gewichtsentlastenden Auftrieb im Wasser eine zusätzliche Muskellockerung und dadurch eine deutliche Beschwerdelinderung. Vor allem Schwimmen stellt eine ideale Kombination aus Wirbelsäulenentlastung und Muskeltraining dar.

Krankengymnastik

Wenn es der Beschwerdeverlauf erlaubt, kann die Krankengymnastik nach und nach durch sporttherapeutische Maßnahmen abgelöst werden. Aktives Muskeltraining ist einerseits für die Stärkung der Knochen und der Muskulatur wichtig, andererseits trägt sie langfristig zur Linderung chronischer Schmerzen bei. Wichtig ist, dass die Übungen regelmäßig ausgeführt werden und an das Alter angepasst sind. Das Training sollte zunächst unter krankengymnastischer Leitung oder im Rahmen einer Rückenschulung erlernt und später als Heimprogramm selbstständig konsequent weitergeführt werden. Schwerpunkt ist dabei die Stabilisierung und Kräftigung der Rückenmuskulatur.

Medikamentöse Schmerztherapie

Patienten mit manifester Osteoporose haben oft Hemmungen, von den Möglichkeiten schmerzlindernder Medikamente Gebrauch zu machen. Sie fürchten, von diesen Medikamenten abhängig zu werden, oder haben Angst vor den verschiedenen Nebenwirkungen wie Schwindel oder Magenblutungen.
Bei einem klaren Schmerztherapiekonzept sind aber die Nebenwirkungen der Schmerzmittel überschaubar und begrenzt. Die Nebenwirkungen untherapierter Schmerzen sind für das Allgemeinbefinden weitaus schlimmer als die bekannten Nebenwirkungen, die von einer Schmerztherapie ausgehen.

Analgetika

Um akute Schmerzen zu beseitigen und bewegungstherapeutische Maßnahmen überhaupt erst zu ermöglichen, müssen vorübergehend auch Schmerzmittel (Analgetika) gegeben werden. Dabei werden zuerst peripher wirkende Analgetika mit guter Wirkung auf Skelett-, Muskel- und Gelenkschmerzen eingesetzt: Acetylsalicylsäure (ASS), Paracetamol oder vor allem die nicht steroidalen Antirheumatika (NSAR) wie Ibuprofen und Diclofenac.

Stufenplan für Schmerzmittel

Zur Behandlung von akuten, subakuten und chronischen Rückenschmerzen – vor allem bedingt durch Wirbelkörpereinbrüche – hat sich in unserer Ambulanz folgendes Vorgehen sehr gut bewährt:
Stufe 1: Ist eine koronare Herzkrankheit (KHK) ausgeschlossen oder unwahrscheinlich, werden bevorzugt Coxibe über einen Zeitraum von maximal zwei Monaten eingesetzt, zum Beispiel Celecoxib (200 Milligramm täglich) oder Etoricoxib (60 bis 90 Milligramm täglich). Liegen Hinweise für eine koronare Herzkrankheit vor und sind gastrointestinale Ereignisse in der Anamnese auszuschließen, stehen alternativ für den kurzzeitigen Einsatz NSAR zur Verfügung, zum Beispiel Diclofenac (25 bis 100 Milligramm täglich) oder Ibuprofen (400 bis 800 Milligramm täglich).
Stufe 2: Reichen die Coxibe beziehungsweise die NSAR für eine ausreichende Schmerzlinderung nicht aus, werden zusätzlich oder alternativ Tilidin-/Naloxon-Retardtabletten/-Tropfen in einer Dosierung von 50 bis 200 Milligramm täglich oder Tramadol-Retardtabletten/-Tropfen in einer Dosierung von 100 bis 200 Milligramm täglich eingesetzt.

Stufe 3: Bei weiter andauernder ungenügender Schmerzlinderung kommen Morphinpräparate, zum Beispiel Fentanyl®-Pflaster, und Co-Analgetika wie zum Beispiel Carbamazepin, Gabapentin oder trizyklische Antidepressiva infrage. Ein zufriedenstellendes Protokoll ist oft nur mit Geduld und unter Hinzuziehen einer Schmerzambulanz zu erreichen.

Psychische Verarbeitung der Krankheit

Kann man mit fortgeschrittener, schmerzhafter Osteoporose – vielleicht schon mit mehreren bewegungseinschränkenden Frakturen und der Angst vor weiteren Brüchen – noch Freude am Leben haben? Man kann! Dies zeigen die vielen Patienten, die sich trotz Bewegungseinschränkung jeden Tag am aktiven Leben beteiligen. Was sind die Voraussetzungen, Derartiges zu wollen und zu tun? Völlige Schmerzbefreiung kann nicht die Bedingung sein, denn diese ist nach Frakturen selbst mit besten Schmerzmitteln nicht zu erwarten. Es gibt aber in der Tat ein »Geheimrezept«, sich die Lebensfreude zu bewahren und den Kampf gegen Osteoporose zu gewinnen. Patienten, die das Leid einer chronischen Krankheit überwinden, zeichnen sich durch vier Eigenschaften aus:

- Sie sind bestens über die Krankheit informiert, haben gelernt, mit ihr umzugehen, und sind für den Arzt zum kompetenten Partner geworden.
- Sie kämpfen konsequent gegen die Symptome der Krankheit an und planen aktiv ihren Alltag, ihr tägliches Handeln, und verwirklichen ihre Wünsche.
- Sie setzen sich in Selbsthilfegruppen dafür ein, dass sich die Versorgungssituation der Osteoporosepatienten nachhaltig verbessert. »Gemeinsam sind wir stark« ist das Motto des Bundesselbsthilfeverbands für Osteoporose e. V. (BfO).
- Sie gehen optimistisch, mit festem Willen und Mut ihre Zukunft an. Positives Denken bedeutet eine positive Zukunft. Lebensfreude ist eine Gabe, die für die Ausheilung jeder chronischen Krankheit genauso wichtig ist wie die richtige Behandlungsstrategie. Die Strategie von Patient und Arzt muss sein: **»Wir schaffen es!«**

Haben Sie Geduld

Die Bewältigung einer schweren oder chronischen Krankheit ist ein langfristiger Prozess. Nach der akuten Phase der Erkrankung mit ihren typischen seelischen und emotionalen Begleitphänomenen wie Verdrängung, Angst, Wut, Auflehnung, Verwöhnungsansprüchen und Trauer folgt in der Regel eine langwierige Phase der Rehabilitation, bei der man lernt, »mit der Krankheit zu leben«. Kein Tief dauert ewig, und so keimt allmählich die Hoffnung auf und neue Erfahrungen werden gemacht. Man erkennt in Selbsthilfegruppen, dass auch andere die gleichen Probleme lösen müssen, und schließlich kommt es zu einem realistischen, rationalen Umgang mit der Krankheit. Arzt, Angehörige und Selbsthilfegruppen helfen mit; sie begleiten, zeigen Lösungen auf, machen Mut und helfen, Rückschläge zu verkraften. Eine Krankheit ohne Hoffnung auf Heilung oder zumindest Besserung wäre unmenschlich. Hoffnung ist der erste Schritt zur Genesung. Ein guter Arzt kennt all die physischen und psychischen Probleme während des Krankheitsprozesses und wird den Patienten individuell mit Trost, Rat und Tat stärken.

Wenn Sie von Ihrem Arzt die Diagnose »Osteoporose« erfahren, bleiben Sie optimistisch und denken Sie daran: Sie sind nicht allein und wir schaffen es gemeinsam mit anderen. Wir werden diese heimtückische Krankheit besiegen!

MEDIKAMENTE – MIT DER LIZENZ ZUM HEILEN

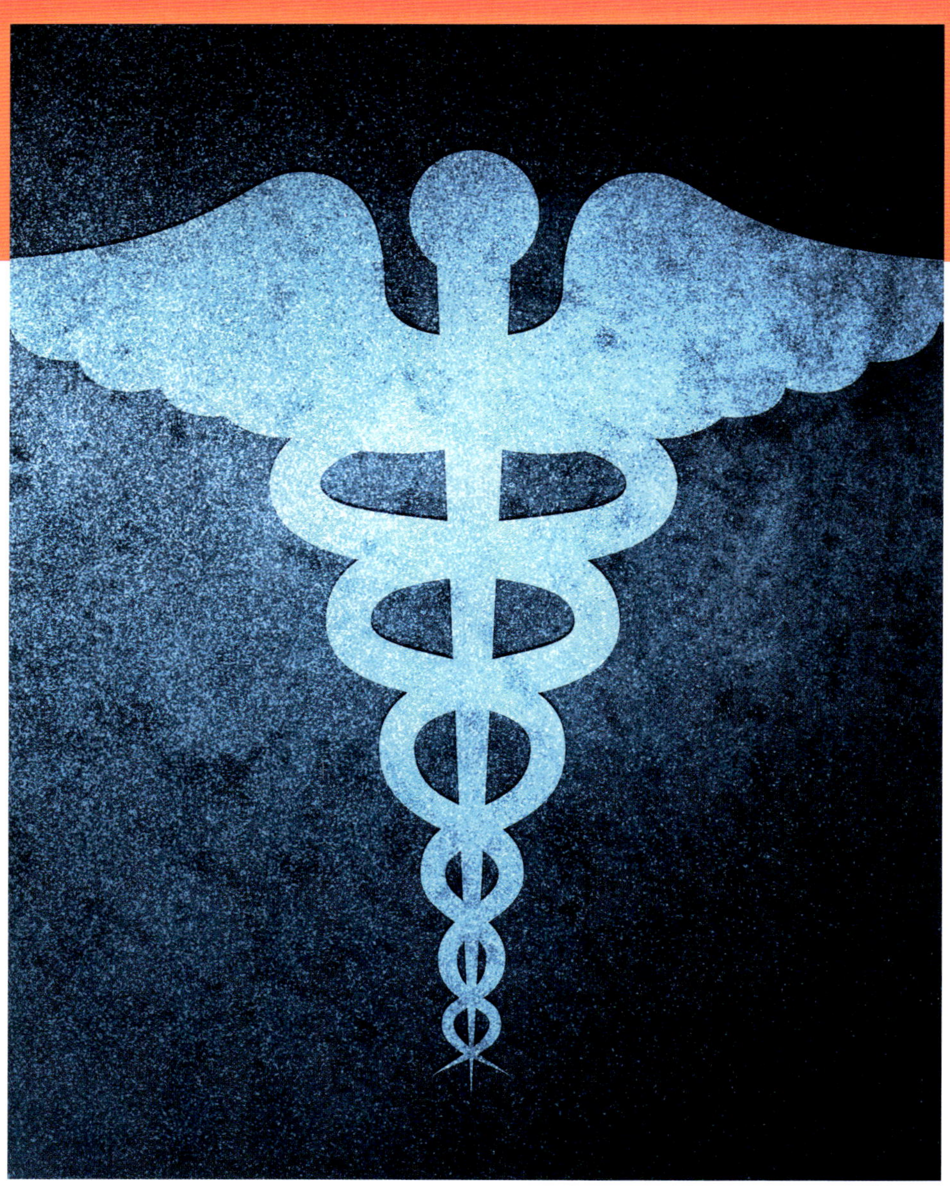

Wann ist eine Therapie notwendig?

Um Patienten mit »hohem Risiko für Frakturen« zu erkennen und damit die Therapieindikation zu stellen, wurde von der WHO ein »Fracture Risk Assessment« (FRAX®-Tool, klinisches Frakturrisiko-Profil) eingeführt. FRAX® beurteilt bei einem Patienten die Wahrscheinlichkeit, in den nächsten zehn Jahren eine Fraktur zu erleiden. Es kann bei Frauen wie Männern angewandt werden, ist kostenlos und in die Software von Firmen bekannter DXA-Geräte bereits mit eingebaut. Die im FRAX®-Tool berücksichtigten Risikofaktoren sind in der Tabelle auf der nächsten Seite aufgelistet.

Die Stärke von FRAX® liegt in der weltweiten Verbreitung und ist vor allem wertvoll zur Therapieindikation noch nicht behandelter Patienten. In der Praxis ist aber immer noch eine individuelle Therapieentscheidung maßgebend – nach ausführlicher Besprechung von Anamnese, klinischen Daten, DXA-Messung, der Einstellung des Patienten (Anpassung des Lebensstils!) und der Wahl des Medikaments. Die Antworten auf folgende Fragen erleichtern die Entscheidung für eine medikamentöse Therapie:

- Liegen bereits Knochenbrüche vor?
- Liegt eine messtechnisch nachgewiesene Osteoporose vor (DXA-Messung)?
- Welche klinischen Risikofaktoren wurden ermittelt (FRAX®)?
- Welche Ängste hat die Diagnose »Osteoporose« beim Patienten ausgelöst?
- Ist der Patient von der Notwendigkeit und Richtigkeit der vorgeschlagenen Therapie überzeugt oder überwiegt die Angst vor Nebenwirkungen (»Informationen« von Bekannten oder aus dem Internet!)?
- Hat der Patient den Willen, seinen Lebensstil »knochenfreundlich« einzurichten?
- Ist die Therapie wirkungsvoll und mit wenigen Nebenwirkungen verbunden?
- Überwiegt der Nutzen die Risiken?
- Ist die Kasse bereit, die Kosten zu übernehmen?

Aktuelle Osteoporosetherapie

Die Auswirkungen der Osteoporose treten erst nach vielen Jahren des kontinuierlichen, unbemerkten Knochenverlusts auf. Durch Wirbelfrakturen kommt es zu schwer beherrschbaren Schmerzen, zu irreversiblen Veränderungen der Gestalt (zum Beispiel Rundrücken) und zur massiven Abnahme der Körpergröße (mehr als vier Zentimeter). Die Bedeutung der Früherkennung des Knochenschwunds und der frühzeitigen Therapie noch vor Auftreten von Frakturen ist daher äußerst wichtig (»Primärprävention«).

KLINISCHE RISIKOFAKTOREN IM FRAX®-WHO-FRAKTUR-RISIKO-ALGORITHMUS

- Land oder geografische Region
- Ethnische Abstammung
- Alter
- Geschlecht
- Gewicht und Größe (BMI)
- Vorausgegangene »low trauma«-Fraktur im Erwachsenenalter
- Bekannte Hüftfraktur bei den Eltern
- Rauchen
- Orale Glukokortikoide
- Rheumatoide Arthritis
- Sekundäre Osteoporose
- Alkoholismus
- Niedrige Knochendichte des Oberschenkelhalses

Basistherapie

Bei allen Stadien der Osteoporose ist eine Basistherapie mit körperlicher Aktivität, Gymnastik sowie Kalzium- und Vitamin-D-Zufuhr grundlegend. Körperliche Aktivität und Wirbelsäulengymnastik steigern die Knochenmasse, stärken die Muskulatur, verringern die Fallneigung, verbessern den Allgemeinzustand und gehören daher zur Basistherapie. Vor allem bei älteren Personen und Menschen in Krankenhausbehandlung besteht ein Mangel an Kalzium, Vitamin D und Proteinen. Die Gabe von Vitamin D verbessert nicht nur die Mineralisation des Knochens, sondern steigert auch die Muskelkraft und die Koordination. Weitere wichtige Nahrungsbestandteile für den gesunden Knochen sind Vitamine wie Vitamin K und Vitamin C, Mineralien wie Magnesium und Spurenelemente wie Bor, Silizium, Zink und Kupfer.

Auch eine ausreichende Proteinzufuhr ist wichtig für Muskeln und Skelett, sie verbessert und beschleunigt die Heilung von Knochenbrüchen und verkürzt vor allem den stationären Aufenthalt nach einer Fraktur.

Eine überzogene Kalzium-Monotherapie wird mit Nierensteinen, gastrointestinalen Symptomen, Myokardinfarkt und Schlaganfall in Verbindung gebracht und nicht empfohlen. Zudem ist nicht nachgewiesen, dass es unter einer alleinigen Therapie mit Kalzium zu weniger Knochenbrüchen kommt.

Vitamin D – der Katalysator für unser Powerprogramm

Vitamin D gehört zur Gruppe fettlöslicher Vitamine wie zum Beispiel auch die Vitamine A, E und K. Genau genommen ist Vitamin D kein »Vitamin«, da es im Körper selbst gebildet werden kann. Vitamin D ist der Überbegriff für eine Gruppe von Sterinderivaten, wobei zwei Formen von Vitamin D (Calciferol) unterschieden werden: Ergocalciferol (Vitamin D_2) und die natürliche Form Cholecalciferol (Vitamin D_3). Die Dosierung von Vitamin D wird üblicherweise in Internationalen Einheiten angegeben, wobei 40 IE Cholecalciferol 1 Mikrogramm beziehungsweise 1000 IE 25 Mikrogramm entsprechen. Vitamin D_3 wird entweder unter Sonnenbestrahlung in der Haut gebildet oder über die Nahrung zugeführt. Die Bestimmung im Serum ist der beste Labortest zur Beurteilung des Vitamin-D-Speichers:

- niedriger Spiegel < 100 nmol/l (Nanomol pro Liter),
- ungenügender Spiegel 30 bis 50 nmol/l (Nanomol pro Liter) und
- Mangelzustand < 30 nmol/l (Nanomol pro Liter).

Die empfohlene Tagesmindestmenge von Vitamin D beträgt 200 bis 400 IE. Dabei handelt es sich jedoch um eine Erhaltungsdosis, die den Verbrauch deckt. Diese Menge reicht aber nicht für den therapeutischen Einsatz aus, der zwischen 800 und 3000 IE angesetzt wird. Die tägliche Tagesdosis von Vitamin D sollte 4000 IE nicht überschreiten, im Serum sind Konzentrationen von Vitamin D_3 zwischen 30 und 50 Nanogramm pro Milliliter (75 bis 125 Nanomol pro Liter) anzustreben. Alternativ können auch Vitamin-D-Kapseln mit 20 000 IE in wöchentlichen oder zweiwöchentlichen Abständen verwendet werden.

Weitere nützliche Wirkungen von Vitamin D sind:

- Zunahme der Muskelmasse.
- Verbesserung der Koordination.
- Verringerung des Fallrisikos.
- Senkung des systolischen Blutdrucks und Verbesserung der Herzinsuffizienz.
- Senkung des Brust- und Dickdarmkrebsrisikos.
- Entzündungshemmende Wirkung, insbesondere bei immunologischen und allergischen Erkrankungen, auch bei HIV-Patienten.

- Hauteffekte mit Wachstumshemmung und beschleunigter Reifung der Keratinozyten (zum Beispiel bei der Schuppenflechte).
- Effekte auf Zucker- und Fettstoffwechsel.
- Antithrombotische Wirkung.
- Diskutiert wird derzeit auch eine positive Wirkung auf Autoimmunerkrankungen (zum Beispiel Multiple Sklerose), Diabetes mellitus Typ 1, kardiovaskuläre Erkrankungen, Krebserkrankungen und neurodegenerative Erkrankungen (zum Beispiel Morbus Alzheimer, Morbus Parkinson).

Empfohlen wird die tägliche Zufuhr von mindestens 1000 Milligramm Kalzium über eine kalziumreiche Kost, 1000 bis 3000 IE Vitamin D_3 und 1 Gramm pro Kilogramm Körpergewicht Protein.

Medikamentöse Therapie

Um die Osteoporose mit Medikamenten zu behandeln, steht heute eine Vielzahl effizienter Substanzen zur Verfügung (siehe Kasten auf der rechten Seite). Sie wirken entweder antiresorptiv (dem Knochenabbau entgegen) oder osteoanabol (knochenaufbauend), verfolgen aber gleiche Ziele:

- Optimierung des Knochenumbaus,
- Steigerung der Knochenmasse,
- Verbesserung der Knochenqualität,
- Reduktion des Frakturrisikos.

Beide Strategien bewirken, dass die Knochenformation die Knochenresorption übertrifft, mit der Konsequenz einer positiven Knochenbilanz.
Alle »Antiosteoporotika« haben ihre therapeutische Wirkung nur ab einem DXA-Wert von –1,5 bis –2 (T-Wert, siehe Seite 50) nachgewiesen, eine präventive medikamentöse Therapie ist daher nur in Ausnahmefällen wie Organtransplantation oder Kortisongabe zu erwägen. Die DXA-Messung dient somit nicht nur der Diagnosestellung und der Abschätzung des Frakturrisikos, sondern prüft auch, ob die Voraussetzung für die Kosteneffizienz einer medikamentösen Therapie gegeben ist.

Als »A-klassifizierte« Medikamente (klinisch in Studien erprobt mit statistisch signifikanter Reduktion des Frakturrisikos) werden eingestuft:

- stickstoffhaltige Bisphosphonate (BP),
- Denosumab,
- Raloxifen,
- Peptide der Parathormonfamilie und neuerdings
- Romosozumab.

Andere Medikamente wie Kalzitonin, Etidronat, Vitamin-D-Derivate und Clodronat werden nur noch als zweite Wahl aufgeführt.

EFFEKTIVE MEDIKAMENTE UND IHRE HANDELSNAMEN

Am besten geprüft und in den Leitlinien als effektiv eingestuft (»A-klassifiziert«) sind:

- Östrogen- oder Östrogen/Gestagen-Präparate (HRT, »hormone replacement therapy«) bei postmenopausalen Frauen, die jünger als 60 Jahre sind und ein hohes Frakturrisiko haben,
- Alendronat wie Fosamax® oder Generika (70-Milligramm-Wochentablette),
- Risedronat wie Actonel® oder Generika (35-Milligramm-Wochentablette),
- Ibandronat wie Bonviva® oder Generika (150-Milligramm-Monatstablette) und Bonviva® oder Generika (3-Milligramm-Vierteljahresspritze),
- Zoledronat wie Aclasta® (5-Milligramm-Jahresinfusion),
- Denosumab wie Prolia® (60 Milligramm s. c. [subkutan] halbjährlich),
- Raloxifen wie Evista®, Optruma® oder Generika (60-Milligramm-Filmtabletten),
- Romosozumab wie EVENITY® (105 Milligramm-Pen s. c. [subkutan]) bei schwerer postmenopausaler Osteoporose,
- Teriparatid wie FORSTEO® (20 Mikrogramm-Pen s. c. [subkutan]) oder Parathormon wie Preotact® (100 Mikrogramm-Pen s. c. [subkutan]) bei schwerer postmenopausaler Osteoporose.

Bisphosphonate

Die modernen stickstoffhaltigen Bisphosphonate der dritten Generation gelten immer noch als der »Goldstandard« in der Behandlung der Osteoporose. Bisphosphonate lagern sich auf der Oberfläche des Knochens ab, werden von den knochenabbauenden

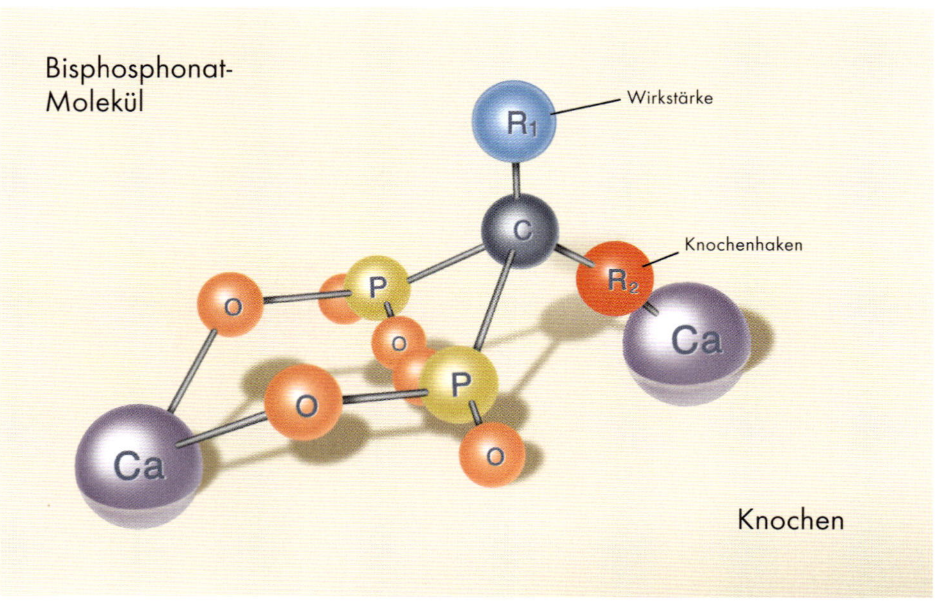

Räumliche Darstellung eines Bisphosphonat-Moleküls mit Bindung an die Knochenoberfläche mittels R2. Die Wirkstärke wird über R1 definiert.

Osteoklasten aufgenommen und hemmen deren Stoffwechsel – sie wirken somit antiresorptiv. Die Einführung der Wochen- und Monatstabletten hat mit ihrer Anwenderfreundlichkeit entscheidend für die Akzeptanz und verlässliche Einnahme dieser Medikamentengruppe beigetragen. Intravenöse Applikationsformen haben sich heute wegen der einfachen Gabe durchgesetzt. Die Therapie sollte mindestens drei bis fünf Jahre erfolgen. Die FDA (U.S. Food and Drug Administration, sozusagen das US-amerikanische Gesundheitsamt) empfiehlt ein Aussetzen der BP-Therapie nach fünf Jahren (»drug holiday«), ausgenommen Patienten, die weiterhin als »high risk« einzustufen sind. Mit dieser Empfehlung können Nebenwirkungen wie Kiefernekrosen oder Oberschenkelschaftfrakturen minimiert werden. Die jahrelange Effektivität einer antiresorptiven Therapie ist bei intravenöser Gabe (zum Beispiel Zoledronat) belegt. Nach Absetzen einer BP-Therapie ist mit einer positiven Nachwirkung von mehreren Jahren zu rechnen. Bei richtiger Anwendung der BP sind nur wenige schwerwiegende Nebenwirkungen bekannt, die zudem extrem selten sind. Diese müssen vor Beginn der Therapie mit dem Arzt besprochen und verhindert werden. Wie in allen anderen medizinischen Bereichen gilt auch bei der Osteoporose das Nutzen-Risiko-Gesetz, wobei statistisch betrachtet der Nutzen bei Weitem das Risiko übertrifft.

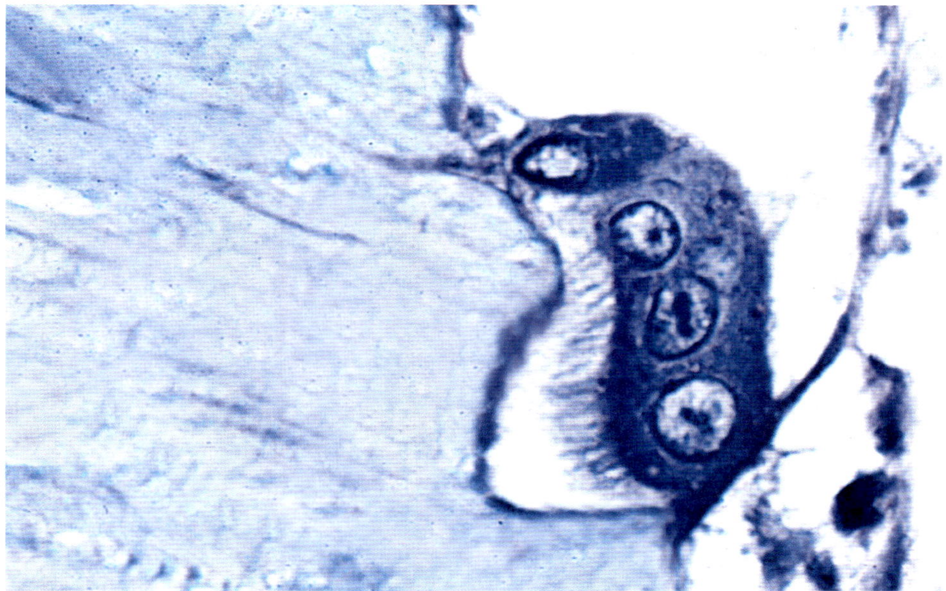

Der Osteoklast hat die Schlüsselrolle in der Entstehung der Osteoporose inne. Wie eine »gefräßige Raupe« kann er in wenigen Wochen den Knochen abnagen und zerstören. Histologisches Bild aus einer Knochenbiopsie.

Denosumab

Der monoklonale RANKL-Antikörper Denosumab (unter dem Handelsnamen Prolia® auf dem Markt) blockiert die Ausreifung der Osteoklasten, reduziert dadurch die Knochenresorption stark und steigert die Knochenmasse. Es kommt zu einem raschen, starken und lang anhaltenden (bis zu sechs Monate) Abfall der Knochenresorptionsmarker. Denosumab wird zweimal im Jahr unter die Haut gespritzt und wird gut vertragen. Der große Vorteil gegenüber den BP (Bisphosphonate) liegt darin, dass es auch bei niereninsuffizienten Patienten gegeben werden kann. Denosumab zeigt allerdings in den Studien wieder einen raschen Abfall der Knochendichte nach Absetzen des Medikaments, vergleichbar mit dem rasanten Abfall der Knochendichte nach Absetzen der Östrogen-Ersatztherapie (»overshoot«). Bereits zwei Jahre nach Absetzen von Denosumab fällt die Knochendichte auf Werte wie zu Beginn der Therapie oder noch tiefer. Deshalb wird eine Fortführung der Therapie mit einem oralen BP für die Dauer von sechs bis zwölf Monaten empfohlen. Damit können die Gewinne von Knochendichte unter Denosumab weitgehend erhalten werden. Das Konzept eines »drug holiday« nach fünf Jahren ist unter Denosumab nicht anzuwenden.

Hormonersatztherapie (HRT, »hormone replacement therapy«)

Große klinische Studien (zum Beispiel WHI 2003) haben gezeigt, dass HRT den durch die Menopause bedingten Knochenschwund stoppt, die Knochendichte steigert und vor allem das Frakturrisiko senkt – allerdings mit dem Nachteil, dass schwere Nebenwirkungen in Kauf genommen werden müssen: invasiver Brustkrebs, Thrombosen, Lungenembolien und Schlaganfälle. Patientinnen mit Brustkrebs oder Thrombosen in der Familienanamnese ist daher von einer HRT grundsätzlich abzuraten.
Die Höhe des Risikos für Nebenwirkungen wird beeinflusst von Hormontyp, Dosis, Dauer, Anwendungsform, Alter der Patientin und Mitverwendung von Progesteron. Bei älteren postmenopausalen Frauen kommt die HRT daher nur noch zur Behandlung klimakterischer Beschwerden infrage (»for symptoms only«), nicht aber zur Prävention und Behandlung der Osteoporose. Bei prämenopausalen Frauen in bestimmten Situationen (zum Beispiel Magersucht) und bei jüngeren postmenopausalen Frauen mit klimakterischen Beschwerden und erhöhtem Frakturrisiko kann die HRT heute wieder zur Prävention und Therapie der Osteoporose diskutiert werden, falls andere Medikamente gegen Osteoporose nicht infrage kommen. Die Dauer der Hormontherapie sollte in diesen Fällen drei bis vier Jahre nicht überschreiten. Ein Nachteil der HRT ist zudem der rasche Wiederabfall der Knochendichte nach Absetzen der Therapie. Eine enge Kontrolle und ausführliche Beratung sind in diesen Situationen nötig.

Selektive Östrogenrezeptormodulatoren (SERMs)

Dabei handelt es sich um nicht steroidale Substanzen, die sich an den Östrogenrezeptor binden und als Östrogenagonist oder -antagonist je nach Zielgewebe agieren. Raloxifen ist derzeit der einzige SERM, der für Prävention und Therapie der postmenopausalen Osteoporose zugelassen ist. Eine signifikante Frakturreduktion konnte in Studien nur im Bereich der Wirbelsäule gezeigt werden. Der Einsatz von Raloxifen bietet sich vor allem bei jüngeren postmenopausalen Frauen mit Risiko für Wirbelfrakturen und/oder Brustkrebs an. Als schwere Nebenwirkung ist die Zunahme tiefer venöser Thromboembolien zu erwähnen.

Teriparatid und Parathormon (PTH)

Peptide der Parathormonfamilie haben bei wiederkehrender Anwendung (tägliche »s. c.«-Spritzen, das heißt subkutan: unter die Haut) einen osteoanabolen (knochenaufbauenden) Effekt gezeigt. Zum Einsatz kommen das intakte PTH-Molekül (1-84Aminosäuren) und das PTH-Fragment Teriparatid (1-34-Aminosäuren). Auch die Frakturheilung wird unter PTH-Gabe verbessert. Die Behandlung mit PTH ist über einen Zeitraum von 24 Monaten zugelassen. Die hohen Kosten und die tägliche Verabreichungsform begrenzen den Einsatz dieser osteoanabolen Substanzen auf Patienten mit schwerer manifester Osteoporose. Nach einer Therapiedauer von ein bis zwei Jahren ist es sinnvoll, auf eine effektive antiresorptive Therapie umzusteigen. PTH wirkt auch unterstützend bei der Frakturheilung.

Neue Medikamente

Der Nachteil aller oben beschriebenen Medikamente besteht darin, dass die Aktivierung beziehungsweise Hemmung einer Zelllinie gleich gerichtete Veränderungen in der anderen, funktionell entgegengerichteten Zelllinie verursacht. So reduzieren antiresorptive Substanzen die Knochenresorption, aber gleichzeitig über das »coupling« den damit verbundenen Prozess der Knochenneubildung. Wird umgekehrt mit Teriparatid die Osteoblastenfunktion gesteigert, so löst man damit gleichzeitig eine an sich unerwünschte Osteoklastenaktivierung aus, beschleunigt also auch den Knochenabbau. Ein neues Medikament ist jetzt zugelassen, das dieses »coupling« für die Dauer der Therapie »entkoppelt«. Das Ziel einer »Ausheilung« des Knochenschwunds mit Wiederherstellung normaler Knochenstruktur wird damit erstmals zu erreichen sein.

Sklerostin-Antikörper: Beim Sklerostin handelt sich um ein zirkulierendes Proteinprodukt, das ausschließlich im Knochen produziert wird. Der Sklerostin-Antikörper, auch Romosozumab genannt, ist bereits unter dem Handelsnamen EVENITY® zugelassen. Die Hemmung von Sklerostin führt zu einer deutlichen Zunahme der Knochendichte in allen Regionen. Die Substanz wird über einen Zeitraum von ungefähr sechs Monaten subkutan in monatlichen Abständen verabreicht. Das Blockieren von Sklerostin hat eine rein anabole, knochenaufbauende Wirkung ohne gleichzeitigen Anstieg des Knochenabbaus. Somit besteht erstmals die Hoffnung, dass Patienten mit schwerer Osteoporose vollständig »geheilt« werden können und eine normale Knochenstruktur wiederhergestellt wird. Die moderne Therapiestrategie bei Osteoporose ist eine Wiederherstellung der normalen Knochenstruktur.

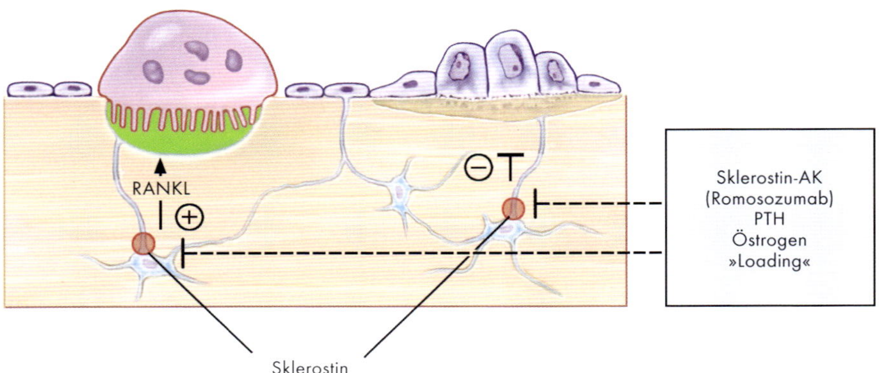

Sklerostin wird von Osteozyten im Knochen produziert und hemmt einerseits die Knochenformation, stimuliert andererseits die Knochenresorption. Der Sklerostin-Antikörper Romosozumab blockiert Sklerostin und führt so zu einem raschen Knochenwachstum innerhalb von wenigen Monaten. Östrogen und Belastung des Knochens (»loading«) haben gleich gerichtete Wirkungen wie Romosozumab. Daher kommt der Gymnastik eine so hohe Bedeutung bei der Therapie zu.

Romosozumab – ein maßgeschneidertes Medikament gegen Osteoporose. Damit ist erstmals eine Heilung der Osteoporose in Sicht. Trotzdem: Vorsorgen ist besser als heilen. Wenn Wirbel einmal durch Sinterung eingebrochen sind, helfen auch die besten Medikamente nicht mehr.

Fazit für die Praxis

Berücksichtigt man sechs einfache Regeln, so ist der Grundstein für gesunde Knochen bis ins hohe Alter gelegt:

1. Gesunder Lebensstil (nicht rauchen!),
2. körperliche Aktivität,
3. kalzium- und proteinreiche Kost,
4. Vitamin-D-Zufuhr im Alter,
5. fröhlich bleiben (!) und
6. Einsatz von Medikamenten noch vor Auftreten von Frakturen.

Die Osteoporosetherapie hat als Aufgabe die Vermeidung von Frakturen beziehungsweise Folgefrakturen und die Wiederherstellung einer normalen Knochenstruktur.

Dieses Ziel ist heute mit einer standardisierten Diagnostik (DXA und FRAX® Risk Assessment) und einer Therapiestrategie, die moderne und erprobte Medikamente mit einbezieht, erreichbar. Antiresorptiv, also den Knochenabbau hemmend, wirken die kostengünstigen Bisphosphonate, die intravenös verabreicht werden, und der Antikörper Denosumab. Parathormon, Teriparatid und – derzeit nur in den USA zugelassen – Abaloparatid wirken osteoanabol, also knochenaufbauend (siehe Tabelle unten). Neue Substanzen (zum Beispiel Sklerostin-Antikörper) versprechen sogar eine »Heilung« des Knochenschwunds mit völliger Wiederherstellung der Knochenstruktur. Voraussetzung ist aber deren Einsatz vor Auftreten von Frakturen.

DOSIERUNGEN UND ANWENDUNGSARTEN ZUGELASSENER ANTIOSTEOPOROTIKA

	Oral täglich	Oral wöchentlich	Oral monatlich	Subkutan täglich	Subkutan monatlich	Injektion vierteljährlich	Infusion jährlich
Alendronat	10 mg	70 mg					
Risedronat	5 mg	35 mg	150 mg				
Ibandronat			150 mg			3 mg	
Zoledronat							5 mg
Teriparatid				20 µg			
Abaloparatid				80 µg			
Denosumab					60 mg/ 6 Monate		
Romosozumab					210 mg/ Monat		

KNOCHENBRUCH – KEIN GRUND ZUR VERZWEIFLUNG

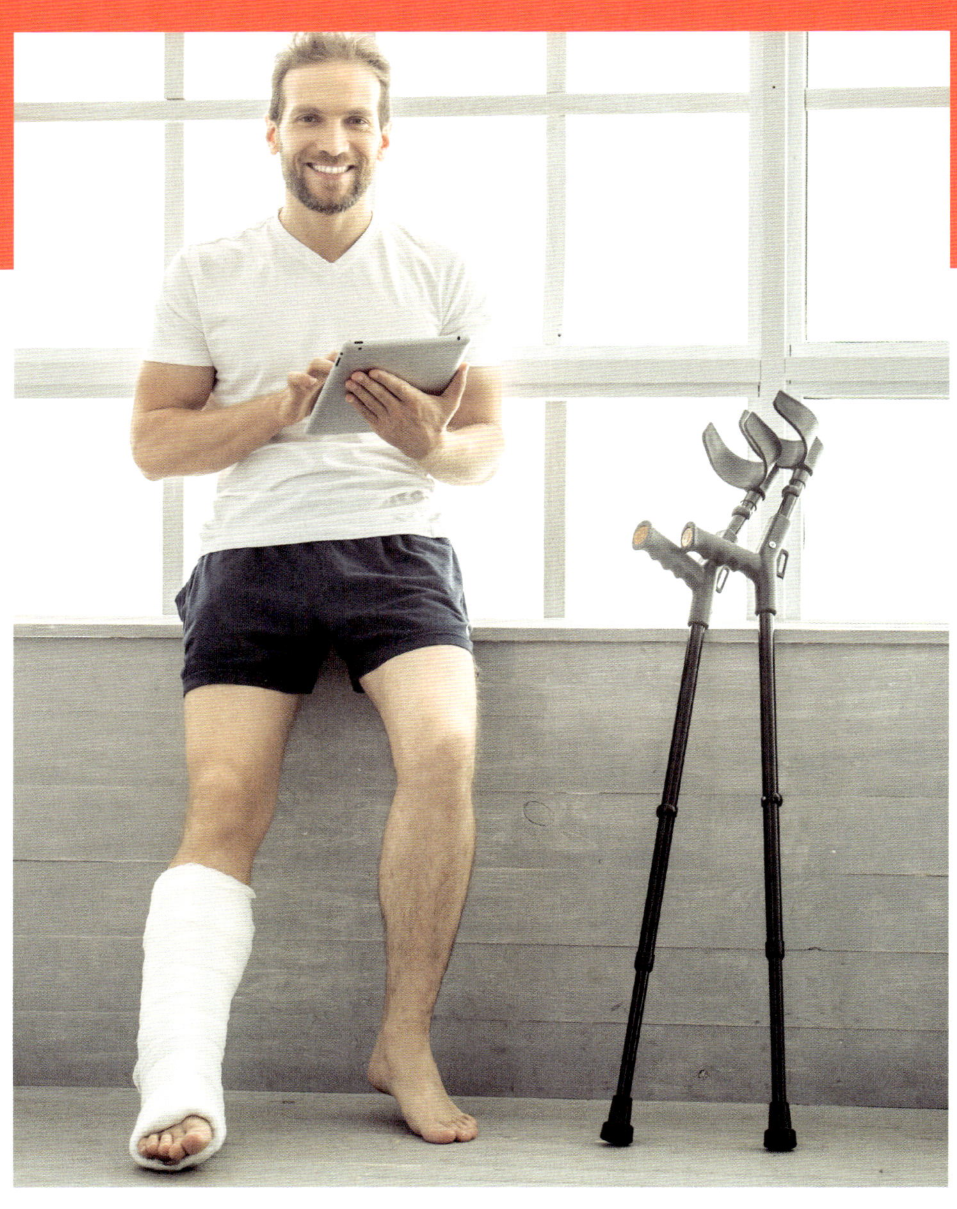

Osteoporose – wie häufig bricht der Knochen?

Das Risiko, in Europa nach dem 50. Lebensjahr eine Fraktur wegen Osteoporose zu erleiden, beträgt bei Frauen etwa 40 Prozent und bei Männern 15 Prozent. Folgende Abbildungen zeigen die häufigsten Knochenbrüche aufgrund von Osteoporose sowie die Häufigkeit von Frakturen in Abhängigkeit von Alter und Geschlecht. Allein in Deutschland sind über sieben Millionen Patienten von Osteoporose betroffen, wobei über 80 Prozent davon Frauen sind. Jährlich kommt es zu etwa 700 000 Frakturen in Zusammenhang mit Osteoporose. Die Behandlungs- und Folgekosten betragen etwa zehn Milliarden Euro. Aufgrund der demografischen Entwicklung ist spätestens bis 2040 mit einer ungefähr 50-prozentigen Steigerung der Knochenbrüche zu rechnen. Dieser Erhebung gemäß steigt mit zunehmendem Alter die Frakturinzidenz bei beiden Geschlechtern exponentiell an. Hüftgelenknahe (proximale) Femurfrakturen bei älteren Patienten sind meist Folge von Stürzen mit seitlichem Aufprall auf das Becken. Diese Frakturen werden meist sofort erkannt und versorgt. Die Gesamtinzidenz proximaler Femurfrakturen lag bei 141 Frakturen je 100 000 Einwohner mit exponentieller Zunahme mit zunehmendem Alter. Besonders gefährdet sind ältere Menschen mit eingeschränkter Mobilität und kognitiven Defiziten. Weitere osteoporotische Frakturen treten nach Stürzen auch am distalen (körperfernen) Unterarm (Radius), proximalen

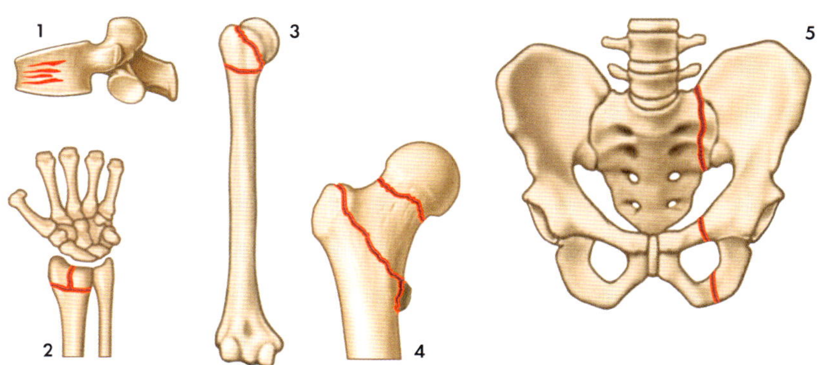

Häufige Lokalisationen osteoporotischer Frakturen: **1** *Wirbelfrakturen,* **2** *Radiusfrakturen (Unterarmfrakturen),* **3** *proximale Humerusfrakturen (Oberarmfrakturen),* **4** *Hüftfrakturen (Oberschenkelhals- und pertochantäre Frakturen),* **5** *Beckenfrakturen*

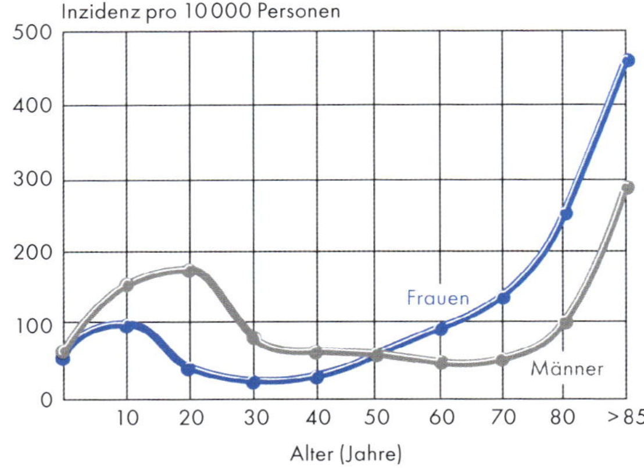

Inzidenz der Frakturen, geordnet nach Geschlecht und Alter. Es zeigt sich eine zeitliche Verzögerung von etwa zehn Jahren bei den älteren Männern gegenüber den Frauen.

Oberarm (Humerus) und distalen Femur auf.

Die jährliche Gesamtzahl der Frakturen mit Osteoporosehintergrund in Europa wird auf mehr als 2,5 Millionen. für beide Geschlechter geschätzt, mit direkten Folgekosten in Höhe von mehr als 35 Milliarden Euro. Frauen über 45 Jahre verbringen wegen osteoporotischer Frakturen mehr Tage im Krankenhaus als wegen vieler anderer Volkskrankheiten wie Herzinsuffizienz, Diabetes mellitus, Herzinfarkt und Brustkrebs. Man nimmt an, dass sich in der EU die Zahl der Betten, die von Patienten mit osteoporotischen Frakturen belegt werden, innerhalb von 50 Jahren verdoppeln wird. Diese Brüche sind ein Hauptfaktor der Morbidität und Mortalität in der immer stärker wachsenden älteren Bevölkerungsschicht und gehen häufig mit ausgeprägten Schmerzen, starker Funktionseinschränkung, Verlust der eigenständigen Mobilität und einer entstehenden sozialen Abhängigkeit und Pflegebedürftigkeit einher.

Osteoporotische Frakturen führen bei Frauen und Männern vor allem im ersten Jahr der Fraktur zu einer deutlichen Einschränkung der Lebensqualität und sind mit einer erhöhten Mortalität und Morbidität verbunden. An einer Hüftfraktur sterben heute immer noch etwa 20 Prozent der betroffenen Patienten, 50 Prozent werden pflegebedürftig oder sozial abhängig.

Wissenswertes über osteoporotische Frakturen (»low trauma fractures«)

- Ein **Großteil der Frakturen** steht in Zusammenhang mit einer erniedrigten Knochendichte (Osteopenie, Osteoporose).
- **Frauen haben ein höheres Frakturrisiko als Männer.** Ab der Menopause haben Frauen ein zwei- bis dreifach höheres Risiko für Wirbel- und Hüftfrakturen als Männer.

- **Das Frakturrisiko nimmt mit dem Alter zu.** Die Frakturrate steigt – für die verschiedenen Bereiche unterschiedlich – ab dem 50. Lebensjahr (Wirbelkörper) und ab dem 65. Lebensjahr (Hüfte) deutlich an. Einem Bruch vorzubeugen, hat höchste Priorität bei alten Menschen.
- Patienten mit Nachweis einer Fraktur haben ein hohes Risiko für **Folgefrakturen.** Das gilt unabhängig von der gerade vorliegenden Knochenmasse beziehungsweise gemessenen Knochendichte.
- **Wirbelkörperfrakturen** treten sehr häufig auf. Normalerweise verursachen solche Brüche starke Schmerzen und eine erhebliche Mobilitätseinschränkung, sie können aber auch symptomarm verlaufen. Etwa die Hälfte der radiologisch nachgewiesenen Wirbelkörperfrakturen wird klinisch nicht diagnostiziert.
- **Wirbelkörperfrakturen,** gleichgültig ob symptomatisch oder asymptomatisch, gehen mit einem hohen Risiko für weitere Frakturen einher. Eine Frau mit einem Wirbelbruch hat das vierfache Risiko, künftig eine erneute Wirbelfraktur zu erleiden, und das eineinhalbfache bis doppelte Risiko für eine Hüftfraktur. Sind bereits zwei Wirbelbrüche nachweisbar, so erhöht sich das Frakturrisiko um das Zwölffache.
- **Hüftnahe Femurfrakturen** führen fast immer zu einer starken Mobilitätseinschränkung und sind besonders im ersten Jahr nach der Fraktur mit einem deutlich erhöhten Sterberisiko verbunden. Auch wegen der hohen direkten und indirekten Folgekosten sind vorbeugende Maßnahmen, die ein Hüftfrakturrisiko mindern, sehr wichtig.
- **Das Frakturrisiko jedes Einzelnen ist zum großen Teil genetisch festgelegt.** Dabei beeinflussen genetische Faktoren nicht nur die Knochenmasse, sondern auch die Knochenqualität, die Knochenarchitektur und die Knochengeometrie.
- Sehr viele **Risikofaktoren** für Knochenbrüche gehen aus der negativen Beeinflussung der Knochenmasse hervor. Die Gründe hierfür sind in Alter, Geschlecht, Körpergewicht, Rauchen, Krankheiten mit Reduktion der Mobilität und Medikamentennebenwirkungen zu suchen.

Knochenbruch – was ist zu tun?

Wer einen Knochenbruch durch Osteoporose erlitten hat, muss nicht verzweifeln. Es gibt mittlerweile viele medizinische Möglichkeiten, um die Heilung zu beschleunigen. Auch als Patient kann man eine Menge dazu beitragen,

- die Schmerzen zu lindern,
- die Knochenheilung zu beschleunigen,

- die Beweglichkeit wiederherzustellen,
- die Muskeln wieder zu trainieren,

um zukünftige Brüche zu vermeiden und die Gesamtknochenmasse wieder zu vergrößern.

Erste Schritte zu neuer Gesundheit

Besprechen Sie mit Ihrem Arzt ein Behandlungsprogramm, das genau auf Sie zugeschnitten ist. Alle bereits beschriebenen Maßnahmen zur Vermeidung der Osteoporose sollten aber weiterlaufen. Zusätzlich müssen Sie lernen, mit der Diagnose »Osteoporose« zu leben, mit dem Schmerz umzugehen und die täglichen vertrauten Aktivitäten – zumindest allmählich – wieder aufzunehmen. All diese neuen Erfahrungen und Aufgaben gehen Sie am besten mit Ihrem Hausarzt, Ihrem ausgebildeten Therapeuten und Ihrem Krankengymnasten an. Oft finden Sie auch in Ihrer Familie oder in Selbsthilfegruppen (zum Beispiel BfO, Bundesselbsthilfeverband für Osteoporose) Beistand, um Perioden des Schmerzes, der Niedergeschlagenheit oder der körperlichen Beeinträchtigung zu überstehen. Sie müssen lernen, optimistisch und tatkräftig zu handeln, um die Krankheit mit festem Willen und Geduld zu überwinden. Depressionen sind der größte Feind des Handelns. Auch das Gefühl, aktiv in die Behandlung eingreifen zu können, und positive Zukunftsperspektiven unterstützen die Ausheilung auch dieser chronischen Erkrankung.

Die Entstehung der Osteoporose geht oft auf die Kindheit zurück, kann sich unbemerkt über Jahrzehnte erstrecken und bedarf daher auch einer konsequenten Therapiedauer von drei bis zehn Jahren, je nach Ursache und Ausmaß des Knochenschwunds.

Oberschenkelbrüche (Femurfrakturen)

Weit mehr als 130 000 Patienten erleiden in Deutschland jährlich einen Oberschenkelbruch, wobei man je nach Bruchlinienverlauf zwischen verschiedenen Frakturen unterscheidet. Diese Brüche haben weitreichende Konsequenzen, da sie in der Regel operativ versorgt werden müssen und oft mit einer Gehbehinderung verbunden sind. Bei der Rehabilitation muss vor allem auf gute Bewegungskoordination und die Vermeidung von Stolperfallen und Sturzrisiken geachtet werden. Die Therapie richtet sich nach dem Frakturtyp. Es kommen drei Methoden der Frakturversorgung infrage:

- konservativ (in seltenen Fällen sind keine operativen Eingriffe nötig),
- hüftkopferhaltend mit Nagel-/Schrauben-Systemen,
- hüftkopfersetzend mit endoprothetischem Ersatz.

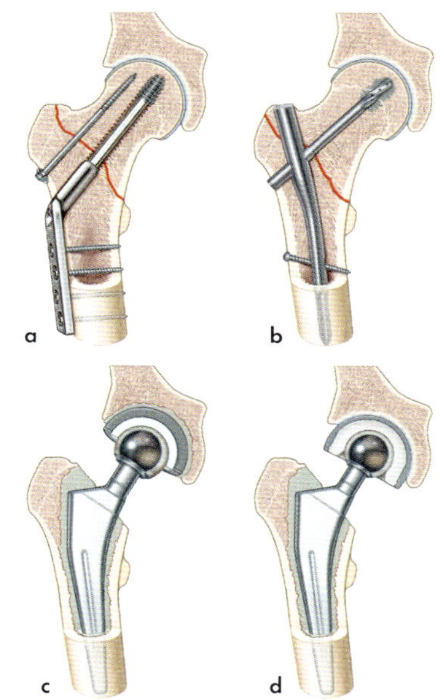

Standardverfahren zur Versorgung proximaler Femurfrakturen: ***a*** *dynamische Hüftschraube,* ***b*** *proximaler Femurnagel,* ***c*** *zementierte Endoprothese,* ***d*** *zementierte Duokopfprothese*

Gleichzeitig beginnt während der Rehabilitation das Muskeltraining, um vor allem eine möglichst schnelle Unabhängigkeit in der Bewältigung täglicher Aufgaben wiederzugewinnen. Die Ausheilung eines Oberschenkelbruchs dauert circa vier bis acht Monate.

Hilfreiche Sturzdämpfung

Beim ungebremsten Sturz auf die Seite mit Aufprall des ungeschützt unter der Haut liegenden Oberschenkelknochens auf harten Untergrund steigt das Risiko eines Oberschenkelbruchs um ein Vielfaches. Einen wirksamen Schutz stellen handflächengroße Kunststoffschalen dar, die in die Unterwäsche eingearbeitet sind und bei einem Sturz auf die Seite die Aufprallenergie verteilen.

Wirbelkörperbrüche (vertebrale Frakturen)

Mehr als zwei Millionen Osteoporosepatienten in Deutschland haben bereits einen Wirbelkörperbruch erlitten. Ursachen dafür können falsches Lastentragen, Verdrehungen oder Stöße sein. Am häufigsten sind die Wirbelkörper am Übergang der Brust- zur Lendenwirbelsäule betroffen. Die nächsten Abbildungen zeigen die verschiedenen Formen von Wirbelkörperbrüchen.

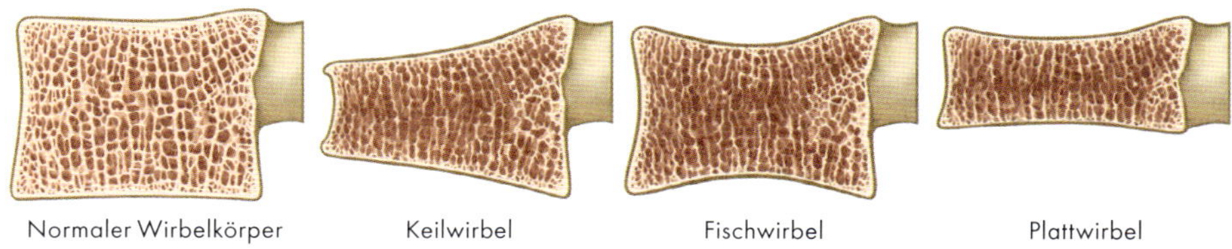

Formen der Wirbelkörperbrüche: Keil-, Fisch- und Plattwirbel

Schmerzhafter Wirbelkörperbruch

Der Bruch eines oder mehrerer Wirbelkörper verursacht in der Regel einen plötzlichen, stechenden und anhaltenden Schmerz. Manchmal wird der Schmerz allerdings mit einer Muskelzerrung oder einem Bandscheibenvorfall verwechselt. Oft entspricht der Schmerz bei Wirbelfrakturen einem »Vernichtungsschmerz«, vergleichbar und verwechselbar mit einem akuten Herzinfarkt.

Schmerzloser Wirbelkörperbruch

Wirbelkörperbrüche können allerdings auch langsam und ohne Schmerzen verlaufen (sogenannte Sinterungsfrakturen). Der Patient bemerkt nur, dass er kleiner wird, dass ein Rundrücken (Kyphose) oder eine seitliche Verkrümmung (Skoliose) entsteht. Eine operative Versorgung ist nur sehr selten nötig, da die Gefahr einer Querschnittslähmung nur in den wenigsten Fällen besteht. Die »Hinterkante« des eingebrochenen Wirbels bleibt in der Regel stabil.

Nach einer akuten Phase (etwa zwei Wochen) mit gelockerter Bettruhe beginnt die Phase mit leichter Bewegung, physikalischer Therapie und Rehabilitation. Orthesen (orthopädische Prothesen, die die Wirbelsäule und Gelenke stützen und entlasten) und Mieder sollten möglichst nur kurze Zeit und nur in Absprache mit dem Orthopäden verwendet werden. Sie dienen zur Schmerzlinderung und zur Vermeidung einer Kyphose. Man sollte aber nicht vom Tragen einer Orthese abhängig werden, sondern die Rückenmuskulatur weiterhin aktiv trainieren. Die Ausheilung eines Wirbelkörperbruchs benötigt ungefähr zwei bis vier Monate. Bei frischen, schmerzhaften und therapieresistenten Wirbelkörperbrüchen stehen heute Methoden der Zementeinspritzung mit Aufrichtung des eingebrochenen Wirbels zur Verfügung (Vertebro- und Kyphoplastie). Der Einbruch sollte nicht älter als drei Monate und

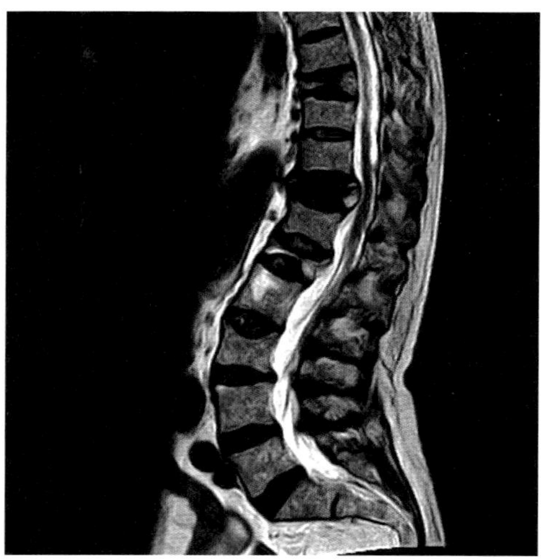

MRT-Aufnahme der Brust- und Lendenwirbelsäule (BWS und LWS) von der Seite. Mehrere Platt- und Fischwirbel sind zu erkennen.

Postoperative CT-Kontrolle vier Monate nach Aufrichtung und Stabilisierung eines eingebrochenen Wirbelkörpers mittels Zementeinspritzung (Kyphoplastie).

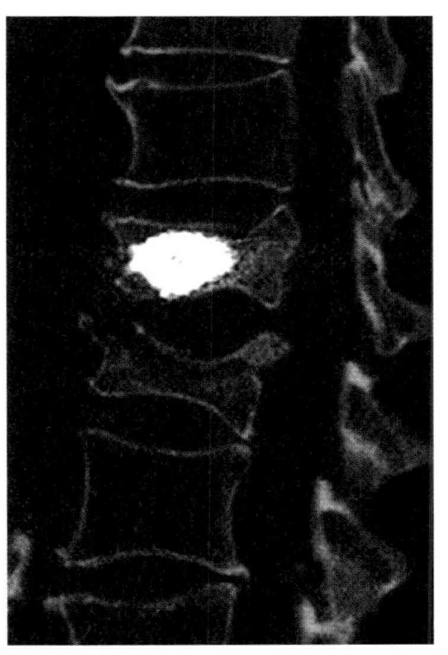

mit medikamentöser/physikalischer Therapie nicht zufriedenstellend zu behandeln sein. Diese Methoden sind bereits sehr ausgereift, sollten aber nur von geübten, chirurgisch ausgebildeten Experten ausgeführt werden.

Unterarmbrüche (distale Radiusfrakturen)

Ein Bruch des Unterarms (Radiusfraktur) ist der häufigste Knochenbruch vor dem 75. Lebensjahr. Vor allem Frauen in der Zeit um die Menopause sind davon betroffen. Eine Radiusfraktur zwischen dem 40. und 60. Lebensjahr ist immer ein Warnzeichen für eine bestehende Osteoporose, was mit einer Knochendichtemessung abgeklärt werden sollte. Mit erheblicher Beeinträchtigung bei der Alltagsarbeit ist vor allem zu rechnen, wenn der dominante Arm betroffen ist, also der Arm, mit dem die meisten Tätigkeiten ausgeführt werden.

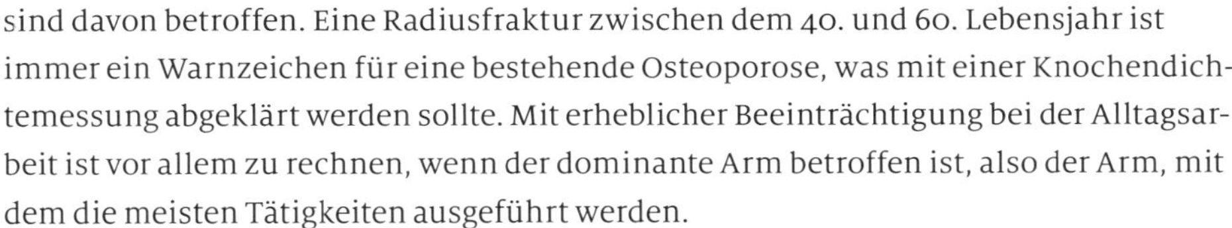

Zur Behandlung wird eine Schiene für sechs bis acht Wochen angelegt. Während dieser Zeit sind passive und aktive Übungen der Finger, der Hand, des Oberarms und der Schulter wichtig, um deren Beweglichkeit und Funktion zu erhalten. Bei einer operativen Versorgung werden oft winkelstabile, volare Plattensysteme eingesetzt, mit denen gute Ergebnisse mit einer geringen Komplikationsrate erzielt werden.

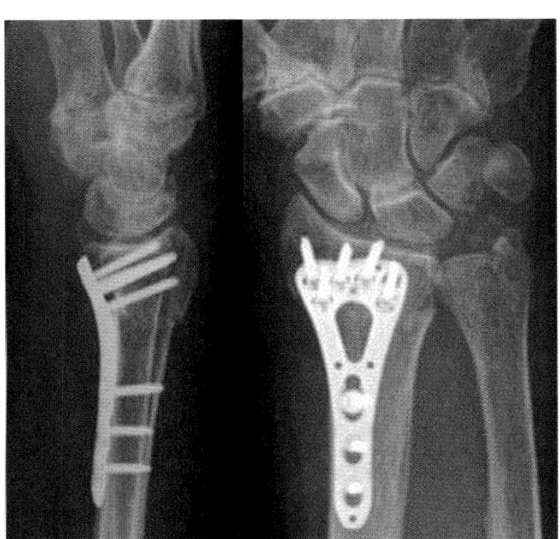

Winkelstabile volare Plattenosteosynthese bei einer Radiusfraktur mit Wiederherstellung der Gelenkanatomie (in zwei Ebenen).

Oberarmbrüche (proximale Humerusfrakturen)

Humeruskopffrakturen stellen nach Wirbelkörper-, Hüft- und Radiusfrakturen die vierthäufigste Form von Brüchen bei geriatrischen Patienten dar. Meist sind davon Frauen im Alter von über 70 Jahren betroffen. Im Unterschied zu proximalen Femurfrakturen, die häufig bei pflegebedürftigen Personen vorkommen, betrifft eine proximale Humerusfraktur vorwiegend Menschen, die noch aktiv sind und sich selbst versorgen. Die Verletzung entsteht meist durch einen Sturz aus dem Stand direkt auf die Schulter mit angelegtem Arm. Die Mehrheit der Humeruskopffrakturen kann konservativ, also ohne Operation, behandelt werden. Komplizierte Brüche werden operativ mit einer winkelstabilen Plattenosteosynthese versorgt.

Weitere Brüche

Die osteoporotischen Frakturen des Beckenrings führen zu einer deutlichen Einschränkung der Mobilität, die bislang deutlich unterschätzt wurde. Sie treten vor allem bei Patienten im hohen Alter (> 75 Jahre), oft nach einem Sturz auf das Gesäß auf. Kreuzbeinfrakturen können aber auch ohne die Krafteinwirkung eines Sturzes entstehen. Zur genauen Analyse des vorderen und hinteren Beckenrings ist ein CT notwendig, und mit der MRT kann ein Knochenödem als Zeichen für eine frische Fraktur erkannt werden. Einzelne Frakturen des vorderen oder hinteren Beckenrings können bei schrittweiser Mobilisierung unter Schmerztherapie ohne Operation behandelt werden. Mehrere aktuelle Studien zeigen, dass Beckenringfrakturen – und hier vor allem diejenigen mit einem höheren Instabilitätsgrad – mit einer ähnlichen Mortalität und Funktionseinschränkung einhergehen wie proximale Femurfrakturen.

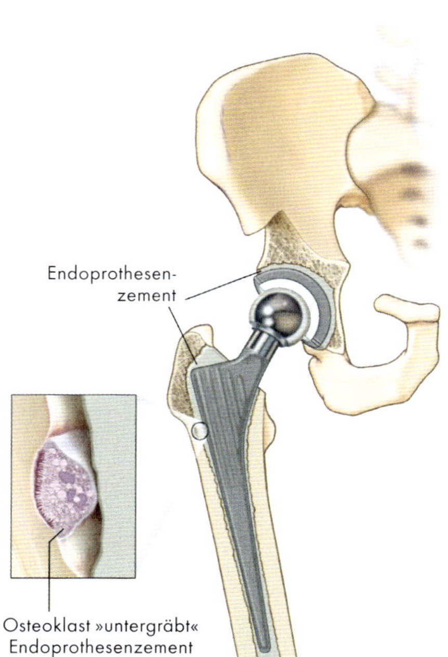

Schema der Entstehung einer Prothesenlockerung durch hyperaktive Osteoklasten (knochenabbauende Zellen) in der Grenzzone zwischen Knochen und Endoprothese

Weitere osteoporotische Frakturen, die immer häufiger vorkommen, sind Frakturen des distalen Humerus und des distalen Femurs.
Eine Herausforderung stellen periprothetische und Periimplantat-Frakturen dar, also Brüche im angrenzenden Knochenbereich von Prothesen oder Implantaten. Das Implantat beziehungsweise der Zement, mit dem es befestigt wurde, wirkt für die Knochenzellen wie ein Fremdkörper und verursacht dadurch einen gesteigerten osteoklastischen Knochenabbau in diesem Grenzbereich. Durch die dadurch entstehende periprothetische Osteoporose und die veränderte Biomechanik nach Einbringung von Implantaten entstehen Schwachstellen an der Grenze des Implantats zum Knochen. Eine präventive Gabe eines intravenösen Bisphosphonats (siehe Seite 141f.) bei den ersten Anzeichen einer Prothesenlockerung ist daher sinnvoll und kann drohende Brüche verhindern.

Reduzierung der Sturzgefahr – der beste Schutz gegen Knochenbrüche

Wirbelkörper und Rippen können bei Osteoporose ohne größere Gewalteinwirkung oder Sturz brechen. Unterarm- und Oberschenkelhalsbrüche treten aber fast immer infolge eines Sturzes auf, begünstigt durch brüchige Knochen. Als Ursachen kommen verschiedene Faktoren infrage, die oft kombiniert auftreten und ihre Wirkung dadurch verstärken.
Altersbedingte Beeinträchtigungen: Muskelschwäche, Haltungsprobleme, Gangstörungen, Schwindelattacken, Sehstörungen und -schwäche, verlängerte Reaktionszeiten, Aufregung, Ängste und Sturzangst.
Spezifische Krankheiten und Medikamente/Substanzen: zerebrovaskuläre Erkrankungen, Morbus Parkinson, Multiple Sklerose, Arthritis, Arthrose, Katarakt oder Netzhautdegeneration, »Blackouts«, Harninkontinenz, Sedativa, Antihypertensiva, übermäßiger Alkoholkonsum.
Umwelteinflüsse: schlechte Ausleuchtung, rutschiger oder unebener Boden, fehlende Haltegriffe im Bad, rutschige Vorleger und Teppiche, weitere Stolperfallen in der Wohnung wie Kabel oder Gegenstände auf dem Boden, schlechtes Wetter.

Um sturzbedingte Frakturen zu vermeiden, gehört zu einem knochenaufbauenden Programm auch eine gezielte Sturzprophylaxe:

- Abbau der Stolperfallen in der Wohnung,
- Verbesserung der Muskelkräfte durch Gymnastik,
- Verbesserung der Balancereaktionen (gezieltes Gleichgewichtstraining),

- Verbesserung der Körperhaltung (Stichwort »aufrechte Haltung«),
- Verbesserung des Reflexverhaltens,
- Anpassung der Brille durch den Augenarzt,
- Gabe von Vitamin D (gleichzeitige positive Wirkung auf Knochenstärke und Muskelkoordination),
- Verwendung von Hüftprotektoren (Hüftschutzhosen mit eingenähten Kunststoffschalen),
- psychische Motivierung, um einen Teil der Unsicherheit und Angst vor einem (weiteren) Sturz zu nehmen.

Spätestens bei Auftreten eines Knochenbruchs ohne große Gewalteinwirkung (»low trauma fracture«) sollten Sie zu einem Arzt gehen, der mit der Behandlung von Osteoporose vertraut ist. Lassen Sie sich untersuchen und mit dem richtigen Medikament/der erfolgversprechendsten operativen Methode behandeln.

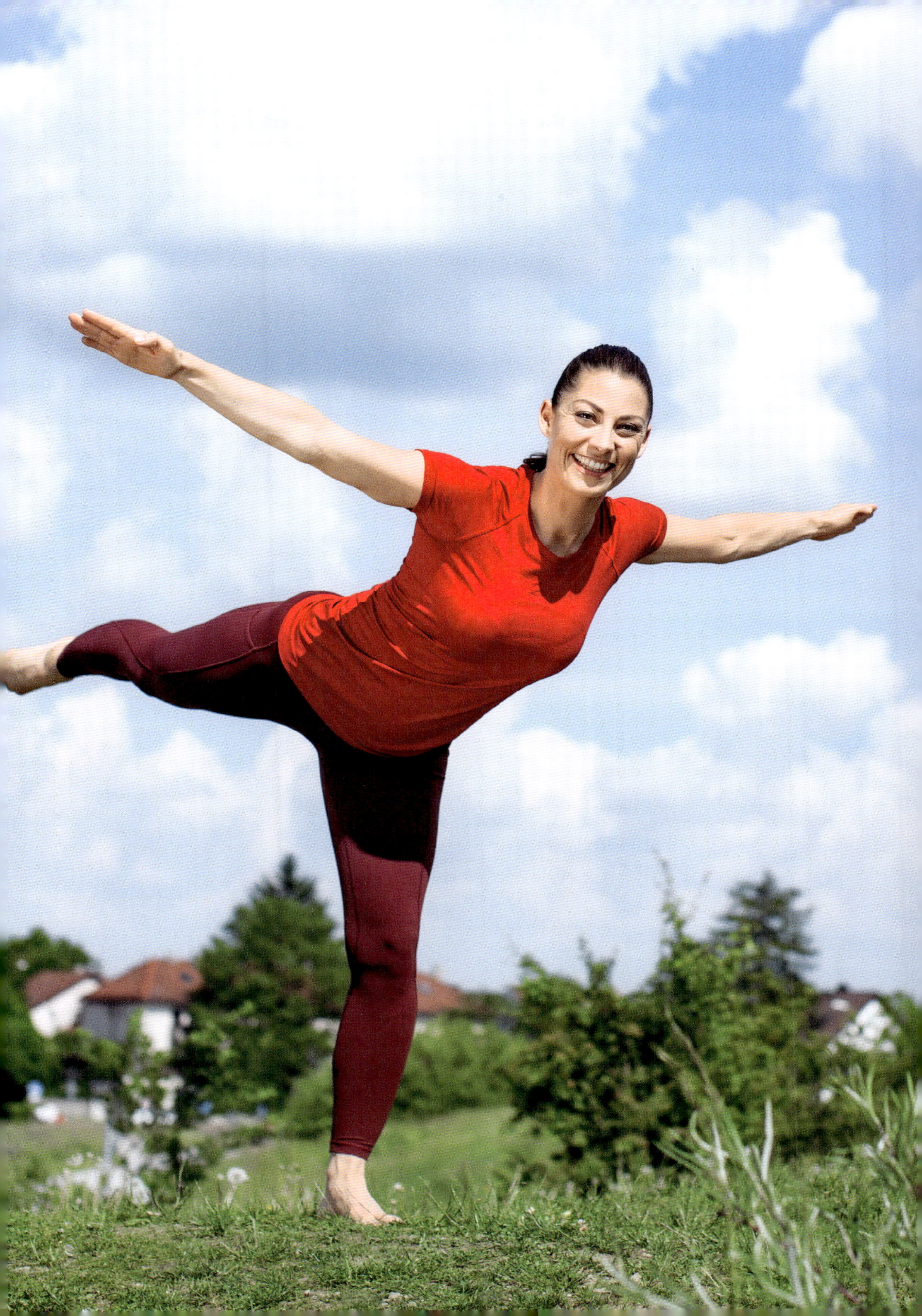

SONDERFORMEN DER OSTEOPOROSE

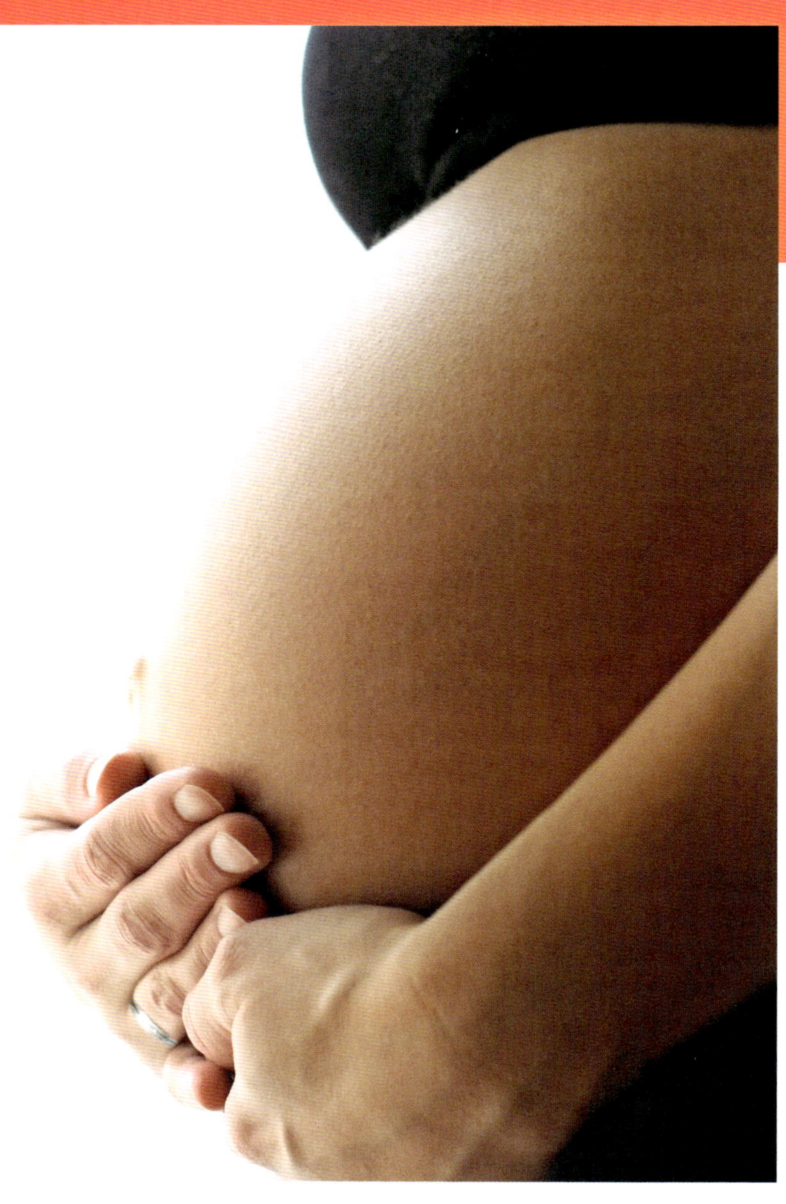

Osteoporose bei Kindern

Eine Osteoporose tritt zwar selten bei Kindern auf, wenn das aber der Fall ist, verursacht sie in diesem Alter häufig schwere Schmerzen, multiple Frakturen und lebenslange Bewegungseinschränkung. Vor einer eventuellen medikamentösen Therapie in diesem Lebensabschnitt sollten erst alle Möglichkeiten der physikalischen Therapie ausgeschöpft werden. Zunächst muss außerdem eine Osteogenesis imperfecta (»Glasknochenkrankheit«) ausgeschlossen sein (blaue Skleren als Erkennungsmerkmal). Die Therapie der Osteoporose bei Kindern wurde mit Einführung der Bisphosphonate einfach und effizient. Die anfänglich geäußerten Bedenken, dass die Wirkstoffe das Längenwachstum beeinträchtigen könnten, haben sich nicht bestätigt. Das Medikament kann oral wöchentlich oder monatlich oder als Infusion in drei- bis sechsmonatigen Abständen verabreicht werden. Diese Therapien sollten nur in pädiatrischen beziehungsweise osteologischen Zentren durchgeführt werden.

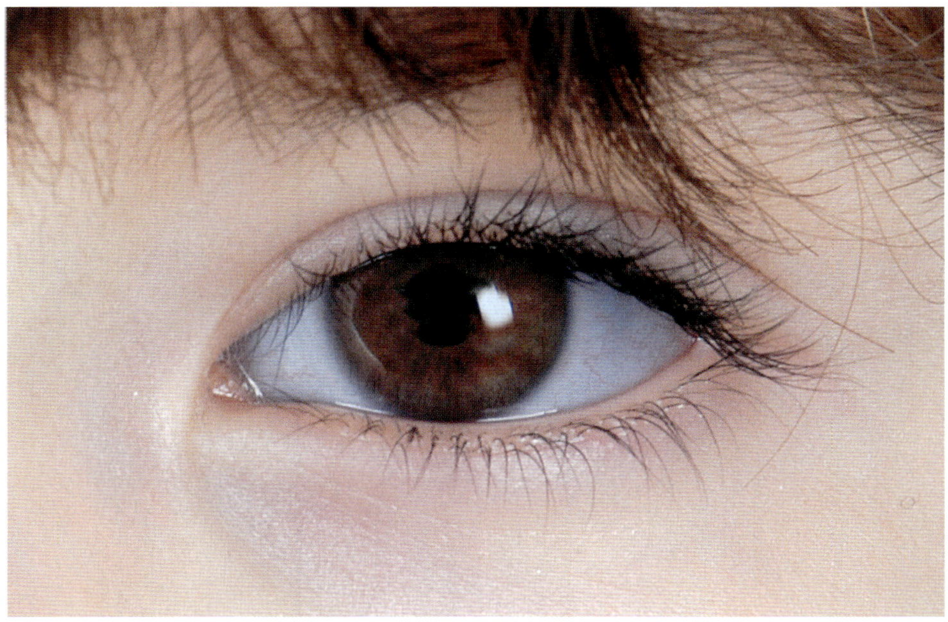

Kind mit »blauen Skleren« (Lederhaut der Augäpfel) als typisches Merkmal der Erbkrankheit »Osteogenesis imperfecta« (Glasknochenkrankheit)

Prämenopausale Osteoporose

Der Osteoporose bei Frauen vor der Menopause liegt eine zu niedrige maximale Knochendichte (»peak bone mass«), ein verstärkter Knochenschwund oder eine Kombination aus beidem zugrunde. Für 80 Prozent der Abweichungen der »peak bone mass« sind genetische Faktoren verantwortlich. Beeinflussbare Faktoren sind dagegen:

- bestimmte Erkrankungen und Medikamente,
- Menstruationsstörungen und
- der Lebensstil.

Für die Auswahl der richtigen Therapie ist in dieser Patientengruppe die Berücksichtigung des Z-Werts (Knochendichtevergleich mit Personen gleichen Alters und gleichen Geschlechts) sinnvoller, ein normales Skelettwachstum vorausgesetzt. Zusätzlich muss berücksichtigt werden, dass der ursächliche Zusammenhang von Knochendichte und Frakturrisiko bei prämenopausalen Patientinnen nicht ausreichend fundiert untersucht wurde. Bei jungen Frauen ist trotz niedriger Knochendichte das Frakturrisiko geringer einzuschätzen, eine medikamentöse Therapie sollte daher nur bei deutlich erniedrigter Knochendichte und beim Vorliegen schwerer Risikofaktoren erwogen werden. Außerdem sollte mittels Laboruntersuchung eine sekundäre Osteoporose (in 50 Prozent der Fälle nachweisbar) ausgeschlossen werden. Bei Vorliegen eines Hypogonadismus ist die Hormonersatztherapie (HRT) die optimale Therapiewahl. Erst bei unzureichendem Ansprechen kommt eine Therapie mit Bisphosphonaten (BP) infrage. Alternativ kommt der Einsatz von Raloxifen infrage.

Während der Behandlung mit Bisphosphonaten sollte eine Schwangerschaft mithilfe geeigneter Verhütungsmaßnahmen zuverlässig ausgeschlossen werden. Der Einsatz von BP sollte daher bei prämenopausalen Frauen nur bei Vorliegen von »low trauma«-Frakturen oder unter Glukokortikoiden beziehungsweise Chemotherapie erwogen werden. Bei Frauen mit Kinderwunsch sollten BP ebenfalls zurückhaltend eingesetzt werden, auch wenn keine späteren Fehlbildungen des Embryos bekannt sind.

Osteoporose in der Schwangerschaft

Während der Schwangerschaft und in der Stillzeit tritt in der Regel eine leichte Reduktion der Knochendichte auf. Sie nimmt jedoch nach der Geburt und Stillzeit wieder zu. Eine stillende Frau gibt täglich ungefähr 500 Milligramm Kalzium mit der Muttermilch ab. Die höheren Spiegel der Sexualhormone während der Schwangerschaft erhöhen die Kalziumabsorption und gleichen den hohen Kalziumverlust wieder weitgehend aus. Weitere Risiken für Osteoporose treten auf, wenn die schwangere Frau mehrere Wochen Bettruhe einhalten muss und/oder Muskelrelaxanzien und sedierende Medikamente erhält. In besonderen Fällen müssen auch Kortikosteroide gegeben werden. In diesen Situationen ist eine massive Kalziumausscheidung unvermeidlich.

Frakturen während der Schwangerschaft oder unmittelbar nach der Geburt sind die Konsequenz vorausgegangener Kalzium- und Vitamin-D-Defizite und nicht Folge der Schwangerschaft.

Bei Auftreten von Frakturen während der Schwangerschaft sollte die Osteoporosepatientin möglichst früh abstillen, da der erhöhte Kalziumbedarf des Kindes zulasten des mütterlichen Skeletts erfolgt.
Auch wenn die BP bei der prämenopausalen Osteoporose keine Zulassung haben, sollte ihr Einsatz bei schwerer manifester Osteoporose nach der Stillzeit in Erwägung gezogen werden. Die Patientin muss vor Beginn einer BP-Therapie detailliert informiert werden, dass Schwangerschaft und Stillzeit eine Kontraindikation darstellen und dass BP bei Frauen nur in der Postmenopause zugelassen sind.

Senile (Typ II) Osteoporose

Dieses eigenständige Osteoporosesyndrom ist eng mit dem Alterungsprozess verknüpft und tritt ab dem siebten Lebensjahrzehnt auf. Während die postmenopausale Osteoporose vor allem vom abruptem Östrogenabfall mit dem dadurch gesteigerten osteoklastischen Knochenabbau verursacht wird, hat die senile Osteoporose alterungsbedingte, geschlechtsunabhängige Ursachen und betrifft die spongiösen wie die kompakten Knochen. Neben der Abnahme der Knochenmasse spielen dabei auch altersbedingte Veränderungen des Kollagenstoffwechsels, der Knochenqualität und reduzierte Reparaturmechanismen eine Rolle. Ein ausgeprägter Vitamin-D-Mangel, bedingt durch die Hautalterung und das Kalziumdefizit im hohen Alter, verlangt die Zufuhr von mindestens täglich 1000 bis 2000 IE Vitamin D_3 und 1000 Milligramm Kalzium, einerseits um die Koordination und die Muskelstärke zu verbessern, andererseits um eine gleichzeitige osteomalazische Komponente (bedingt durch den Vitamin-D-Mangel) zu behandeln. Wie bei der postmenopausalen Osteoporose ist bei der senilen Osteoporose zwar auch die antiresorptive Therapie mit BP die erste Wahl, pathophysiologisch ist aber im hohen Alter eine osteoanabole Therapie mit PTH (Parathormonen) logischer.

Osteoporose bei Männern

Inzwischen entfallen 20 Prozent aller diagnostizierten Osteoporosefälle auf Männer. Jeder fünfte Mann über 50 Jahre leidet an Osteoporose. Der prozentuale Anteil der sekundären Osteoporosen (die durch eine andere Krankheit verursacht werden) bei Männern beträgt etwa 45 Prozent und ist höher als bei Frauen mit ungefähr 10 Prozent. Die Männer »hinken« – zumindest was das Frakturrisiko im Alter betrifft – den Frauen um zehn Jahre hinterher. Rauchen, geringe körperliche Aktivität und Testosteronmangel sind die drei wichtigsten Risikofaktoren. Für die Therapie der Osteoporose des Mannes bieten sich wie bei der Frau Bisphosphonate (BP) an (Alendronat und Risedronat als Wochentablette oder Zoledronat als Jahresinfusion). Inzwischen sind auch Teriparatid und Denosumab für die Osteoporose bei Männern zugelassen.

Osteoporose kann in jedem Alter und bei beiden Geschlechtern auftreten. Sie ist nur eine Frage der Risikofaktoren. Und davon gibt es viele (siehe auch die Checkliste im Anhang ab Seite 173).

ANHANG

Osteopenie
DXA-Messung
Schmerztherapie
Krankengymnastik
Medikamente
Knochenbruch
Vitamine
Knochensubstanz
Hormonmangel
Sturzrisiko
Gerontologie
Hormonmangel
Osteoporose
DXA-Messung
Knochenentkalkung
Knochenschwund
Volkskrankheit
Osteopenie
Hüftfraktur
Knochendichte
Genetik
Osteoporose
Bewegungsmangel

Management der Osteoporose

Osteoporose richtig diagnostizieren

Osteoporose ist eine klinische Diagnose, die Knochendichtemessung ist nur eine Messgröße. Das diagnostische Ziel ist die Früherkennung frakturgefährdeter Personen beziehungsweise der Nachweis osteoporotischer Frakturen. Die Ergebnisse bestimmen das weitere therapeutische Vorgehen.

Diagnostische Schlüsselfragen

- Wie hoch ist die Knochenmasse?
- Liegen bereits Frakturen/Deformierungen vor?
- Sind die Veränderungen noch reversibel?
- Ist eine Osteomalazie (Vitamin-D-Mangelkrankheit) ausgeschlossen?
- Welches Risikoprofil liegt vor?
- Liegt eine sekundäre Osteoporose vor?

Krankengeschichte

- Familiäre Osteoporosebelastung?
- Wann Pubertät beziehungsweise Menarche? Normale Regel?
- Rücken-, Kreuz- und Gelenkschmerzen? Rundrücken?
- Vorbestehende Frakturen?
- Östrogensubstitution bereits eingeleitet?
- Knochenschädigende Krankheiten/Medikamente?
- Rauchen?
- Alkoholkonsum?
- Fallneigung?
- Erstellen eines Risikoprofils (zum Beispiel FRAX®-Algorithmus)

Körperliche Untersuchung

- Körpergröße und deren Abnahme (> 4 Zentimeter)?
- Statik und Körperhaltung?

- Bewegungseinschränkungen?
- Rundrücken und andere Wirbelsäulendeformierungen?
- Muskeltonus und Muskelverspannungen?
- »Steh- und Gehversuch«, Reflexsituation?
- Zeichen einer sekundären Osteoporose?

Laboruntersuchung (Blut)

- Blutbild, BSG oder CRP, GPT, Glukose, Kreatinin, GFR
- Ca, Ph, Mg, aP, Vit D, PTH, TSH, Testosteron, Elpho, PSA
- Nur in seltenen Fällen spezifische Urinuntersuchungen

Bildgebung (Knochendichtemessung)

- Röntgen der Lendenwirbelsäule in zwei Ebenen (Brustwirbelsäule/Lendenwirbelsäule): Wirbeleinbrüche bedeuten eine »manifeste Osteoporose«.
- DXA der Lendenwirbelsäule und Hüfte: von der WHO vorgeschriebene Methode zur Diagnosestellung einer Osteoporose (Standard), sehr strahlenarm, gleichzeitige Messung von Lendenwirbelsäule und Hüfte möglich. In seltenen Fällen auch Radius.
- T-Werte (SD, Standardabweichung):
  - –1 SD ist der Normalbefund
  - –1,0 bis –2,5 SD bedeutet: Osteopenie
  - < –2,5 SD bedeutet: Osteoporose
- QCT (quantitative Computertomografie) und Ultraschall sind für die Diagnosestellung und Therapieindikation nicht leitliniengerecht.
- MRT und CT sind zur Abklärung sekundärer Osteoporosen und Erkennung von Fissuren wertvoll.

Knochenmarker

- CrossLaps (Abbauprodukt des Knochenkollagens). Beurteilt die Dynamik des Knochenabbaus (»turnover«). Für kurzfristiges Monitoring und zur Frage der Tabletteneinnahmetreue des Patienten wichtig.

Osteoporose erfolgreich therapieren

Bei der Behandlung der Osteoporose geht es um eine grundsätzlich positive Knochenbilanz, durch die eine Stabilisierung der Knochenstruktur und damit eine Reduktion des Frakturrisikos erreicht wird. Das Therapieziel ist die Vermeidung von Frakturen beziehungsweise Folgefrakturen.

Therapeutische Schlüsselfragen

- Reicht die Basistherapie aus?
- Welche Schmerztherapie ist sinnvoll?
- Besteht ein Kalzium- und Vitamin-D-Mangel?
- Ist der Patient bereit, beim Therapiekonzept aktiv mitzuarbeiten?
- Hat der Patient Angst vor Nebenwirkungen?
- Ist eine Hormontherapie (HRT) anzuraten?
- Wann sind BP einzusetzen und welches BP ist vorzuziehen?
- Wurde die Nutzen-Risiko-Frage mit dem Patienten ausreichend diskutiert?
- Wann setze ich Denosumab, Parathormon oder Romosozumab ein?
- Wie kontrolliere ich den Therapieerfolg? Welche Therapiedauer ist ausreichend? Wann muss (soll, kann) ich eine Therapiepause machen (»drug holiday«)? Wann ist der Zeitpunkt einer erneuten medikamentösen Therapie gegeben? Gelten bei der Wiederaufnahme einer Therapie neue Regeln?

Basistherapie

- Körperliche Aktivität und Wirbelsäulengymnastik
- Lebensstil, Stopp den Knochenräubern (Rauchen!)
- Die Sturzgefahr reduzieren!
- Insgesamt 1000 Milligramm Kalzium und 1000 bis 2000 IE Vitamin D täglich (»1000er-Regel«)
- Und: Bleiben Sie fröhlich, optimistisch und konsequent! Auch die Psyche und das vegetative Nervensystem beeinflussen die Knochengesundheit.

Schmerztherapie

- Physikalische Therapie und Osteopathie
- Nicht steroidale Antiphlogistika und andere Schmerzmedikamente
- Opioide oder Kalzitonin kurzzeitig bei Frakturschmerz

Hormontherapie

- Östrogen/Gestagen (HRT, »hormone replacement therapy«) postmenopausal, in Absprache mit dem Gynäkologen. Kontraindikationen ausschließen und Aufklärungsgespräch über Risiken!
- Raloxifen oral 60 Milligramm pro Deziliter, zum Beispiel bei prämenopausalen Frauen und postmenopausalen Frauen mit Mammakarzinomrisiko indiziert
- Testosteron (intramuskulär, Pflaster oder Gel) bei Männern mit Mangel (vorher PSA-Wert bestimmen!)

Medikamentöse Therapie

- Alendronat 70 Milligramm oder Risedronat 35 Milligramm als Wochentablette, Ibandronat 150 Milligramm als Monatstablette
- Zoledronat 5 Milligramm als Jahresinfusion oder Ibandronat 3 Milligramm als Vierteljahresspritze
- Denosumab 60 Milligramm als Spritze subkutan halbjährlich
- Teriparatid 20 Mikrogramm oder Parathormon 100 Mikrogramm als Spritze subkutan täglich
- Romosozumab 210 Milligramm subkutan monatlich

Behandlungsstrategie

- **Schritt 1:** Basistherapie – zuerst ist der Patient gefordert. Mit Bewegung, Ernährung, Lebensstil, Kalzium und Vitamin D. DXA-Kontrolle jährlich. Option der Hormonsubstitution (HRT) bei postmenopausalen Frauen beziehungsweise bei Männern mit Testosteronmangel.
- **Schritt 2:** Stickstoffhaltiges Bisphosphonat (BP) – und damit eine positive Knochenbilanz. Falls Basis- und Hormontherapie nicht ausreichen oder bereits eine manifeste Osteoporose vorliegt, konsequenter Einsatz eines modernen BP (zum Beispiel Zoledronat 5 Milligramm als Jahresinfusion). Vor Therapiebeginn Besprechung möglicher Nebenwirkungen und Abwägung von Risiko und Nutzen. Prüfung der Nierenfunktion und ausreichende Flüssigkeitszufuhr vor und nach der Infusion (15 Minuten). DXA-Kontrolle alle ein bis zwei Jahre.
  Therapiedauer: schätzungsweise zwei bis fünf Jahre, je nach Schweregrad. Danach ein Jahr »drug holiday«, falls es die Schwere der Osteoporose erlaubt. Die Wiederaufnahme einer medikamentösen Therapie hängt von den Ergebnissen der DXA-

Messung und der Knochenumbauparameter sowie vom Auftreten eventueller neuer Frakturen ab.
Als Alternative zu den BP Denosumab 60 Milligramm als subkutane Spritze alle sechs Monate, vor allem bei Patienten mit eingeschränkter Nierenfunktion. Nach Absetzen von Denosumab ist die Folgetherapie mit einem oralen BP für eine Dauer von sechs bis zwölf Monaten indiziert, um den therapiebedingten Knochenmassenzuwachs zu erhalten.

- **Schritt 3:** Osteoanabole Therapie mit Parathormon, Teriparatid, Abaloparatid oder Romosozumab. Bei schweren Osteoporosen mit mehreren Frakturen. Auch bei unbefriedigenden Therapieergebnissen mit antiresorptiven Medikamenten. Nach Absetzen des Parathormons ist die weitere Therapie mit einem BP sinnvoll. Bei Romosozumab müssen ein Myokardinfarkt oder ein Schlaganfall in der Historie ausgeschlossen sein. Bei diesem Sklerostin-Antikörper handelt es sich wie bei Denosumab um einer »reversible Therapie«, das heißt nach Absetzen wird daher zur Sicherung des Erreichten eine Fortführung der Therapie mit einem oralen BP für ein Jahr empfohlen.

Onlinestudie »OsteoporoseMonitor«

Die Studie ist eine Initiative zur neuen Rolle von Patienten als Partner im Kampf gegen Osteoporose. Gemeinsam mit Dr. Michael Bartl (HYVE – the innovation company) haben wir 2008 mit dem OsteoporoseMonitor eine Anlaufstelle in Deutschland geschaffen, um Patienten/Bürger bezüglich der Krankheit Osteoporose zu vernetzen und die Wünsche der Patienten bei der Bekämpfung der Volkskrankheit besser zu verstehen. Dabei haben wir drei Rollen zur Mitwirkung identifiziert:

- persönliches Gesundheitsmanagement,
- Beraterfunktion und aktive Mithilfe für andere Patienten,
- Beteiligung an Wissenschaft und Forschung.

Eine Anleitung zur aktiven Mitwirkung bei der Bekämpfung der Volkskrankheit Osteoporose wurde abschließend angeboten. Der OsteoporoseMonitor entstand aus der Idee heraus, die Erfolge der aktiven Mitarbeit der Patienten messbar zu machen. Heute im Jahre 2021 sind diese Daten aktueller denn je und belegen das große Interesse der Menschen, an der Bekämpfung von Volkskrankheiten aktiv mitzuarbeiten und in einen Dialog mit den Ärzten zu treten: der Patient als Partner.
An dieser Plattform haben sich damals circa 600 Personen (davon 82 Prozent Frauen) aktiv beteiligt. Ein großer Anteil erkrankter Patienten (38 Prozent) teilte mit, dass sie

keine Unterstützung bei der Bekämpfung, Überwindung und im Umgang mit Osteoporose bekämen. Die stärkste Unterstützung erfolgte innerhalb der Familie (56 Prozent), gefolgt von Freunden und Bekannten (13 Prozent), Selbsthilfegruppen (4 Prozent) und Pflegediensten (1 Prozent). In der Tat wird die Osteoporose in der Gesellschaft noch immer unterschätzt, unterdiagnostiziert und untertherapiert. In den USA spricht man sogar von einer »osteoporosis treatment gap«. Nicht nur die Zustimmung, eine derartige Plattform gerade heute online aufzubauen, sondern auch die Bereitschaft, aktiv an der Entwicklung der Plattform beizutragen, waren enorm und bleiben auch heute noch Forderung und Ziel der Selbsthilfeverbände, angeführt vom Bundesselbsthilfeverband für Osteoporose e. V. (BfO).
Die detaillierten Ergebnisse der Befragung finden Sie im Internet unter:
www.osteoporose-bartl.de, Publikationen/Fachartikel

OSTEOPOROSE-RISIKOTEST – CHECKLISTE FÜR PATIENTEN

	ja	nein
Familiäre Vorbelastung		
Vater und/oder Mutter hatten Knochenbrüche.		
Vater und/oder Mutter hatten einen Rundrücken.		
Persönliche Daten		
Ich bin älter als 65 Jahre.		
Ich bin untergewichtig oder habe deutlich Gewicht verloren.		
Ich fühle mich schwach und krank.		
Ich hatte eine Fraktur nach dem 50. Lebensjahr.		
Bei mir wurde eine niedrige Knochendichte gemessen (SD < −2,5).		
Ich habe ein künstliches Gebiss.		
Ich habe schwache Muskulatur.		
Ich sehe schlecht trotz Brille.		
Ich habe brüchige, dünne Fingernägel.		
Mir fällt eine deutliche Hautalterung mit Falten auf.		
Körperliche Verfassung		
Ich habe als Kind wenig Sport getrieben.		
Ich treibe keinen Sport und bewege mich wenig.		
Ich bin länger bettlägerig oder auf den Rollstuhl angewiesen.		
Ich komme selten mehr als eine halbe Stunde täglich an die Sonne.		
Mein Herzschlag in Ruhe ist höher als 80 pro Minute.		
Ich stolpere oder stürze leicht.		
Mir wird leicht schwindlig, wenn ich schnell aufstehe.		
Frauenspezifika		
Ich hatte die erste Menstruation nach dem 15. Lebensjahr.		
Ich habe eine unregelmäßige Periode.		
Die Menopause trat bei mir vor dem 45. Lebensjahr auf.		
Meine Eierstöcke mussten früh operativ entfernt werden.		
Ich bin Mutter mehrerer Kinder.		
Ich habe gestillt.		
Ich bin an Brustkrebs erkrankt.		

Männerspezifika

Bei mir wurde ein niedriger Testosteronspiegel gemessen.

Bei mir ist eine Unterfunktion der Hoden bekannt.

Ich bin an Prostatakrebs erkrankt.

Ernährung

Ich verzehre selten Milch, Käse und Milchprodukte.

Ich bin auf Milchprodukte allergisch.

Ich esse selten frisches grünes Gemüse.

Ich esse mehrfach Fleischgerichte pro Tag.

Ich salze meine Speisen regelmäßig.

Ich esse häufig Fast Food oder verpackte Nahrung.

Ich verwende häufig und gerne Zucker.

Lebensstil

Ich bin Raucher (täglich eine Schachtel oder mehr).

Ich war starker Raucher.

Ich trinke mehr als zwei Tassen Kaffee oder vier Tassen Tee pro Tag.

Ich trinke mehr als zwei Dosen Cola pro Tag.

Ich trinke mehr als zwei alkoholische Getränke pro Tag.

Krankheiten

Ich habe eine Überfunktion der Schilddrüse.

Ich habe eine chronische Nieren- oder Lebererkrankung.

Ich habe eine entzündliche Darmerkrankung.

Ich bin Diabetiker.

Ich habe oft Verdauungsprobleme (Blähungen, Durchfall).

Ich habe ständig nächtliche Beinkrämpfe.

Ich habe eine Magen- oder Darmoperation hinter mir.

Medikamente

Ich musste länger als ein halbes Jahr Prednison nehmen.

Ich musste länger als ein halbes Jahr Mittel gegen Epilepsie nehmen.

Ich musste länger als ein halbes Jahr Heparin oder Marcumar nehmen.

Ich muss Tranquilizer oder Psychopharmaka nehmen.

TOTAL

Wenn Sie bei mehr als fünf Fragen mit »Ja« geantwortet haben, dann tragen Sie ein Risiko, in Zukunft eine osteoporosebedingte Fraktur zu erleiden. Ein konsequentes Vorsorgeprogramm sollte mit dem Arzt besprochen und durchgeführt werden. Knochendichtemessungen mittels DXA in jährlichen Abständen sind zu empfehlen.

»Das Kreuz mit dem Kreuz« – Die zehn Gebote der Rückenschule

Dieses einfache, aber effektive Trainingsprogramm dient der Vorsorge beziehungsweise der Stabilisierung eines »Wirbelsäulenproblems«. Zuvor müssen aber behandlungsbedürftige Wirbelsäulenschäden sorgfältig ausgeschlossen sein: Bandscheibenvorfall, Wirbelbrüche, Knochenmetastasen, rheumatische Erkrankungen und Muskelerkrankungen.

1. Bewegen Sie sich oft und vielfältig mit Training und Lockerung aller Muskelgruppen (»Wer rastet, der rostet«).
2. Beugen Sie beim Bücken vor allem die Kniegelenke und halten Sie den Rücken senkrecht und gerade. Bereiten Sie sich mit geeigneten Lockerungsübungen der Wirbelsäule auf rückenbelastende Tätigkeiten (zum Beispiel Schneeschaufeln, Radwechsel am Auto, Gartenarbeiten) vor. Gestalten Sie den Arbeitsplatz »rückenfreundlich« (richtige Einstellung der Tisch- und Stuhlhöhe).
3. Vermeiden Sie das Tragen schwerer Lasten. Verteilen Sie Lasten auf beide Seiten und halten Sie sie dicht am Körper.
4. Achten Sie auf Schuhe mit festem Fußbett, aber weicher Sohle (zum Beispiel luftgepolstert), die wie Stoßdämpfer für Wirbelsäule und Gelenke wirken. Tragen Sie keine hohen Absätze zur Vermeidung einer Hohlkreuzstellung.
5. Halten Sie beim Sitzen den Rücken gerade und stützen Sie den Oberkörper ab. Wechseln Sie die Haltung öfters und verdrehen Sie den Oberkörper nicht. Suchen Sie rückengerechte Stühle aus.
6. Gehen Sie zum Schwimmen, um die Rückenmuskulatur zu lockern und zu stärken. Der Auftrieb im Wasser und die gestreckte Rückenhaltung entlasten die Wirbelsäule.
7. Dehnen Sie täglich Ihre Muskeln und trainieren Sie die Rumpfmuskulatur. Achten Sie auf eine gerade Körperhaltung.
8. Machen Sie regelmäßig Atem- und Entspannungsübungen nach langem Sitzen.
9. Beim Liegen gilt: Bewahren Sie die physiologische Form der Wirbelsäule in Rücken- und Seitenlage. Kissen oder Rollen können als Ausgleich dienen. Vermeiden Sie eine durchgelegene Matratze. Zu empfehlen sind ein harter Bettenrost und darauf eine weiche Matratze, sodass der Körper überall gleich aufliegt. Ein Tipp: Ein Abendspaziergang vor dem Schlafen lockert die Muskeln und entspannt.
10. Achten Sie auf ein ideales Körpergewicht. Jedes überflüssige Pfund belastet Herz, Gelenke und die Bandscheiben.

Literatur

Bartl, R.: *Osteoporose – Prävention, Diagnostik, Therapie.* Thieme Verlag. Stuttgart/New York, 4. Auflage 2011

Bartl, R. (Hrsg.): *Klinische Osteologie – Entstehung, Diagnostik, Prävention und Therapie aller Knochenerkrankungen.* Thieme Verlag. Stuttgart/New York 2014

Bartl, R./Bartl, C.: *Osteoporose – Besser verstehen – Frühzeitig vorbeugen – Richtig diagnostizieren – Erfolgreich behandeln – Sonderformen beachten.* Zuckschwerdt Verlag. München 2021

Bartl, R./Bartl, C.: *Das Osteoporose Manual: Biologie, Diagnostik, Prävention und Therapie.* Springer Verlag. Heidelberg 2021

Bartl, R./von Tresckow, E./Bartl, C.: *Das Bisphosphonat-Manual.* Springer Verlag. Heidelberg 2006

Glossar

Abaloparatid Neues, bisher nur in den USA zugelassenes Peptid der Parathormonfamilie mit sehr guten Studienergebnissen bei der Therapie der Osteoporose.

Aminobisphosphonat Extrem wirksame Bisphosphonate der neuesten Generation, die in einer Seitenkette des Moleküls eine Amino-(Stickstoff)-Gruppe enthalten.

Anabolika Chemische Verbindungen, die den Eiweißaufbau, besonders den Muskelaufbau, fördern.

Analgetika Medikamente zur Schmerzbehandlung.

Anamnese Krankengeschichte.

Anorexia nervosa Magersucht mit zahlreichen gesundheitlichen Folgeschäden wie zum Beispiel Osteoporose.

Antirheumatika, nicht steroidale (NSAR) Medikamente, die zur Behandlung degenerativer Gelenkerkrankungen eingesetzt werden und kein Kortison (Steroide) enthalten.

BfO Der Bundesselbsthilfeverband für Osteoporose e. V. ist die größte Patientenorganisation zum Krankheitsbild Osteoporose weltweit mit 15 000 Mitgliedern. Der BfO vertritt die Interessen der Betroffenen in der Öffentlichkeit und setzt sich für die Verbesserung der Versorgungssituation der Osteoporosepatienten ein.

Bisphosphonate Substanzgruppe, die im Molekül zwei Phosphatgruppen enthält, in den Knochen eingebaut wird und vor allem den Knochenabbau gezielt hemmt.

Co-Analgetika Medikamente, die die Wirkung von Schmerzmitteln verstärken können.

CrossLaps Abbauprodukte des Knochenkollagens.

Crosslink-Telopeptide Beim Knochenabbau werden auch Kollagenbruchstücke frei, die in Urin oder Blutserum nachzuweisen sind.

CT Computertomografie zur Darstellung von Knochenveränderungen.

Degenerativ Durch natürlichen Verschleiß und Alterung hervorgerufene Veränderungen der Gelenke.

Denosumab RANKL-Antikörper, der zu einer Hemmung des Knochenabbaus führt.

Dexamethason Synthetischer Kortisonabkömmling.

Distal Von der Körpermitte fern gelegen.

DXA-Knochendichtemessung »Duale Röntgen-Absorptiometrie«, englisch »dual energy X-ray absorptiometry«, auch DEXA- oder QDR-Methode genannt. Diese Methode misst die Absorption zweier feiner Röntgenstrahlen in verschiedenen Skelettbereichen und berechnet daraus die Knochendichte.

Femur Oberschenkelknochen.

Frakturen, extravertebrale (»nonvertebrale«) Brüche von Knochen mit Ausnahme der Wirbel (»vertebra«).

FRAX® Algorithmus zur Beurteilung des Frakturrisikos mittels einfacher klinischer Messgrößen.

HRT »hormone replacement therapy«, Hormonersatztherapie mit Östrogen und Gestagen.

Humerus Oberarmknochen.

Hypogonadismus Angeborener oder erworbener Testosteronmangel, der beim Mann zu schwerer Osteoporose führt und deshalb behandlungsbedürftig ist.

Intertrochanterregion Besondere Skelettregion im Oberschenkel nahe der Hüfte.

Kalzitonin Hormon, das den Kalziumspiegel im Blut senkt und den direkten Gegenspieler des Parathormons darstellt.

Klimakterium Wechseljahre etwa um das 50. Lebensjahr mit Einstellung der Ovarfunktion und Abfall der Sexualhormone im Blut.

Knochenphosphatase Alkalische Substanz, die von den knochenaufbauenden Zellen (Osteoblasten) gebildet wird und im Blut nachweisbar ist. Sie ist insbesondere bei Knochenmetastasen und auch bei Vitamin-D-Mangel erhöht.

Kyphoplastie Aufrichtung eingebrochener Wirbelkörper mit Knochenzement zur schnellen Schmerzlinderung.

Kyphose Wirbelsäulenverkrümmung, bei starker Ausprägung auch als »Witwenbuckel« bezeichnet.

Laktoseintoleranz Unfähigkeit des Organismus, Milchzucker abzubauen.

Lymphome Bösartige Erkrankungen der Lymphdrüsen.

Muskelrelaxanzien Medikamente, die Muskelverspannungen lösen.

Maximale Knochendichte Maximale Knochenmasse (Dichte), die ein junger Erwachsener aufbaut und die das Auftreten einer Osteoporose entscheidend mit beeinflusst. Im Englischen auch »peak bone mass« bezeichnet.

MRT Magnetresonanztomografie, die vor allem zur Darstellung entzündlicher, bösartiger und Weichteilveränderungen verwendet wird.

Opioide Starke Schmerzmittel, die sich vom Opium ableiten und eine Suchtgefahr bergen.

Osteoanabol Knochenaufbauend.

Osteodensitometrie Knochendichtemessung.

Osteocalcin Bestandteil der Knochensubstanz.

Osteopenie Verminderte Knochendichte, aber noch kein Zeichen einer Erkrankung.

Osteoporotische Frakturen Knochenbrüche, die bereits bei minimaler Gewalteinwirkung entstehen (»low trauma fractures«).

Osteosynthese Operation von Knochenbrüchen mithilfe von Schrauben, Nägeln, Platten oder Drähten.

Parathormon Hormon, das in den Nebenschilddrüsen (Epithelkörperchen) gebildet wird und den Kalziumspiegel im Blut erhöht. Täglich unter die Haut gespritzt, steigert es den Knochenanbau.

Phytoöstrogene Östrogenartig wirkende Substanzen, die von bestimmten Pflanzen produziert werden (zum Beispiel Soja).

Plasmozytom Bösartige Erkrankung der Plasmazellen im Knochenmark. Plasmazellen bilden die Immunglobuline, die wir vor allem zur Infektabwehr benötigen. Mit dem Fortschreiten der Krankheit kommt es zu einer Zerstörung des Knochens.

Postmenopause Zeit nach der letzten Regelblutung, meist nach dem 50. Lebensjahr.

Predniso(lo)n Kortisonabkömmlinge, die vor allem in der Behandlung entzündlicher, allergischer und bösartiger Krankheiten eingesetzt werden.

Prostataspezifisches Antigen (PSA) Eiweißkörper im Blut, der bei erhöhten Werten das Vorliegen eines Prostatakrebses anzeigen kann.

Proximal Zur Körpermitte nahe gerichtet.

QCT Quantitative Computertomografie. Damit kann die Knochendichte der Lendenwirbelkörper gemessen werden.

Radius Deutsch »Speiche« genannt; daumenseitig gelegener Unterarmknochen.

Raloxifen Gehört zur Gruppe der SERMs, die ähnlich wie Östrogen den Knochenabbau reduzieren und gegen Brustkrebs und Herz-Kreislauf-Erkrankungen schützen.

Romosozumab Sklerostin-Antikörper, der zu einer Hemmung der Knochenresorption und gleichzeitig zur Stimulierung des Knochenaufbaus führt.

Screeningmethode Einfache und preiswerte Methode, die im großen Umfang eingesetzt werden kann, um Krankheiten erstmals zu entdecken.

SERMs Selektive Östrogenrezeptormodulatoren, die nur noch bestimmte und gewünschte Östrogenwirkungen haben (zum Beispiel Raloxifen).

Sklerostin Ein Botenstoff, der im Knochen produziert wird und den Knochenabbau verursacht.

Skoliose Wirbelsäulenverkrümmung.

Spongiosa Schwammartige Knochenstruktur, umgeben von der Knochenrinde (zum Beispiel in Wirbelkörpern oder im Oberschenkelhals).

Statine Medikamente, die zur Senkung der Cholesterin- und Fettwerte im Blut eingesetzt werden. Neue Untersuchungen belegen auch einen knochenschützenden Effekt.

Teriparatid Fragment des Parathormons, das osteoanabol wirkt und dadurch vor allem den Knochenanbau steigert. Es muss täglich unter die Haut gespritzt werden.

Trochanterregion Bestimmte Region des Oberschenkelknochens nahe der Hüfte, die als Muskelansatz dient.

T-Wert Messwert, der die Knochendichte des Patienten mit einem gesunden 30-Jährigen vergleicht; für die Diagnosestellung der Osteoporose notwendig.

Ultraschall-Knochendichtemessung Man misst Absorption, Ablenkung oder Geschwindigkeitsänderung von Schallwellen im/am Knochen und schließt so auf dessen Dichte.

Vertebroplastie Zementeinspritzung in einen gebrochenen Wirbelkörper zur Stabilisierung.

Vitamin-D-Metaboliten Das zugeführte oder in der Haut gebildete Vitamin D muss in Nieren und Leber in eine aktive Form umgewandelt werden (Metabolite).

Volar Auf der Handflächenseite liegend.

Wachstumsfaktoren Substanzen, die das Wachstum bestimmter Zellen anregen.

Ward'sches Dreieck Skelettareal nahe des Oberschenkelhalses, der häufig eine niedrige Knochendichte aufweist und daher nicht bei der DXA-Diagnosestellung Berücksichtigung findet.

WHI »Women's Health Initiative«. Umfangreiche klinische Studie aus dem Jahr 2003 zur Beurteilung von Wirkungen und Nebenwirkungen der Hormonersatztherapie bei postmenopausalen Frauen.

Z-Wert Messwert, der die Knochendichte des Patienten mit derjenigen von gesunden Personen gleichen Alters und Geschlechts vergleicht.

Zytokine Lokale Gewebehormone, die das Wachstum von Zellen steuern.

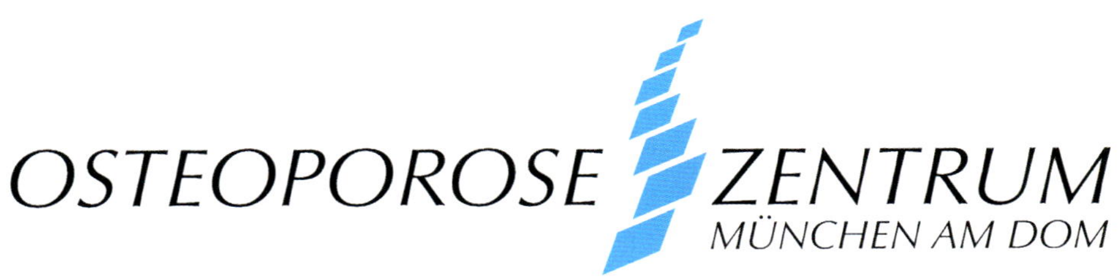

Osteoporosezentrum München am Dom
Prof. Dr. med. Reiner Bartl und PD Dr. med. Christoph Bartl
Kaufingerstr. 15, 5. OG
D-80331 München
Tel.: 089 2000143-63
Fax: 089 21538376
www.osteoporose-bartl.de
E-Mail: info@osteoporose-bartl.de

Register

N

O

P

Q

R

S

T

U

V

W

Z

Impressum

1. Auflage

Projektleitung: Andrei Teusianu
Redaktion: Martin Stiefenhofer
Bildredaktion und Leitung der Fotoproduktion: Sabine Kestler
Korrektorat: Susanne Schneider
Satz/DTP: Matthias Liesendahl

BILDNACHWEIS
Für die Fotoproduktion:
Fotografie: Forster&Martin
Haare/Make up: Nilgün Konya
Model: Johanna Fellner
Für die freundliche Unterstützung der Fotoproduktion danken wir: Yogistar.com

Fotos Seite 10, 11, 17, 50, 52, 161: Prof. Reiner Bartl
Illustrationen/Grafiken: H. Konopatzki/Prof. Reiner Bartl

Adobe Stock: 56 (Natalia Klenova), 69 (Sea Wave), 79 (fahrwasser), 81 (baibaz), 130 (rogerphoto), 136 (FR Design), 160 (Ursula Deja); Gettyimages: 32 (STEEX), 68 (Vesnaandjic), 93 (Fatima Sabri / EyeEm); Istockphoto: 18 (Wavebreakmedia); Liesendahl, Matthias: 166; Mauritius Images: 26 (Science Photo Library/ Sebastian Kaulitzki); Shutterstock: 43 (sasirin pamai), 44 (wavebreakmedia), 73 (Food Collection), 75 (Kristini), 148 (George Rudy)

Druck und Bindung: Litotipografia Alcione, srl, Lavis
Printed in Italy

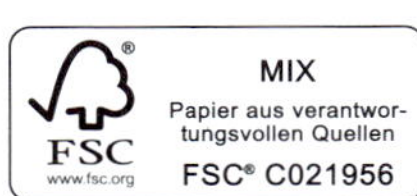

Penguin Random House Verlagsgruppe FSC® N001967

ISBN 978-3-517-10074-6
www.suedwest-verlag.de